小学館文庫

いのちの使いかた

【新版】

日野原重明

小学館

「ありがとう」という言葉で
人生きしめくくりたい
ものです
日野原重明

もくじ

与えられたいのちの使いかた

大きな夢を描く勇気

人生を変える
希望のメッセージを
あなたへ

〝創（はじ）める〟ことは
年齢にいのちという水を注ぐことです。

知りたい、わかりたい

100歳を越えて走り続ける

百歳はゴールではなく関所だよ

「百歳はゴールではなく関所だよ」

これは、僕が100歳で迎えた2012(平成24)年のお正月、箱根駅伝の中継を見ているときにつくった俳句です。

駅伝では、何人もの選手がたすきをつないで長いコースを走るでしょう。でも僕は、ひとりで自分の道を走っている。そして、その道は100歳になったからといって終わるものではない。100歳はまだゴールではなく、これまで駆け抜けてきたのと同じ、ひとつの通過点、関所だよ。そういう気持ちで、僕は今も10年後の110歳を目ざして走り続けています。

100歳を越えるとは、かつての僕には夢にも考えられなかった。10歳で急性腎炎、20歳で京都大学の医学生のときには肺結核と胸膜炎になり、長期療養を余儀なくされました。特に結核には、昭和初期のころには特効薬がありませんでした。自宅でただ安静にするしかなく、半年以上トイレにも立てず寝たきりの状態でした。1年間の休学で勉強は遅れていくばかりだし、焦る気持ちでいっぱい。こんな体の調子では、夜間に往診したり長時間の手術をしたりする医者の仕事には就けそうにない。たとえ医者になれても、比較的体力がいらない精神科医になろうかと思ったぐらいでした。

幸い、卒業するころから体力が回復してきて内科医になりましたが、当時の徴兵検査は結核の後遺症で最下位の丙種合格。そのため、太平洋戦争では兵役召集を受けることなく、聖路加国際病院に残って医療に当たりました。戦後、39歳のときにアメリカ留学が決まって、念のため自分の喀痰をとって結核菌の染色をしたら顕微鏡下に赤い結核菌を見てぞっとしました。再発です。僕は、妻にも真実を語らず、当時入手できた抗結核製剤ストレプトマイシンを自分で注射し、パス剤を内服し、最善を尽くしました。留学への渡航はカナダ太平洋汽船だったので、船内でも治療を続けました。サンフランシスコ港では、上陸前に健康チェックがありましたが、僕は医師だから入国後も気をつけると言ってなんとか上陸できたのです。それから今日まで喀痰の結核菌の培養試験は続けているくらい、決して体が丈夫なわけではありませんでした。ですから60歳まで現役で医師の仕事ができればありがたいと思うのが、若かりし日の僕の思いでした。

その僕が100歳を越える長寿が許されるとはまったく予想外のことです。でも気がつけば、101歳が目前になっても現役の医師として、若い研修医のために僕は今でも回診を行っているし、聖路加看護大学（現・聖路加国際大学）と同大学院（現・同公衆衛生大学院）では、学生に講義も行っています。医療関係者だけではなく、僕を必要としている大勢の一般社会の人々に、週に2回は講演を行っています。

ボランティア精神で務める聖路加国際病院理事長・同名誉院長として、聖路加看護学園（現・学校法人聖路加国際大学）の名誉理事長として実務を果たし、一般財団法人ライフ・プランニング・センターや日本音楽療法学会をはじめ数多くの団体・学会の理事長として休んでいる時間はありません。

けれども、忙しくて疲れたと思うことは全然ないのです。毎日湧き起こる関心事や興味によって、心身のエネルギーが高まっていく力を感じ、そして、朝目覚めると、今日も精いっぱい生きようと誓う気持ちが、僕のいのちを支えています。

僕は、これから先もこのまま元気で、110歳までは今のように仕事を続けたいし、そうできるのではないかな、と思っています。それは、110歳まで生きたいとただ漠然と願うのではなく、目標を決めて今日に全力投球、精いっぱい生きることを意味します。

100歳を越えているのですから、普通に考えれば、僕のいのちにはいつ何が起こってもおかしくないでしょう。でも、101歳を迎えるにあたり、僕の寿命は何歳なのかなどということは見当もつかず、死ぬという実感がありません。まさに自分でもわからない、100歳からの未知の世界へと踏み出しているのだけれど、わくわくする楽しさとともに未来が広がっています。

しかし、僕のいのちにも、やがて結びの時が訪れるのは間違いないことです。死の足音はたしかに聞こえてくるように思います。それでも僕は、「上を向いて歩こう」という気持ちを持って、今日という日を積み重ねています。

100歳を人生の関所と考える僕が、いのちをどう使ってきたか。そして、101歳を迎える今、与えられたいのちをどうやって最後の一瞬まで使おうと考えているのか。僕がこれまで生きてきたいのちの使いかたや、残された時間で成し遂げたい夢や使命について、これからお話ししたいと思います。

100歳からの10年手帳

生かされているいのちを、僕はできるだけ使い切りたいと思っています。3年後、5年後に何をしたい、という目標を掲げ、公言しているのはそのためです。

しかし、いつのころからでしょうか。僕は、10年先のことをイメージして考えるようになりました。僕が目標に定めることは、比較的早く達成するものもあるけれど、10年、それ以上かかることも多いからです。だから100歳を越えた今、見据えているのは110歳までの10年間。それも、単に生きるだけではなくて、僕が決意したミッション、使命を果たすために〝生涯現役〟を目ざします。

そのためには、100歳を越したのでこれまでより少しペースダウンしようと思い、新しく始めた習慣があります。それは、これまで週1回の頻度で原稿執筆などのためにしていた徹夜をやめること。そして夜10時には就床し、朝6時には起きるという早寝早起きの習慣に切り替えることです。

徹夜をやめようと思った理由は、今さらながらだけれど体に悪いからです。これまでは徹夜はもちろんのこと、深夜2時、3時まで寝ずに無理をしているのに、朝起きたときにさわやかな健康感があるから疲れたと思ったことはありません。「今日はこれをやった」「これができた」という喜びや達成感が疲れをはるかに上回っていたからでしょう。「いのちとは自分が使える時間」と考えている僕だから、長生きもいいけれど、〝一日を長く生きる〟ことも大事だと思っています。

でも110歳までその健康感が続くかはさすがの僕にもわかりません。決心はしたものの、長年続けた徹夜や不休に近い毎日の生活はそう簡単には改善できず、気がつくと日付が変わっていて慌ててベッドに入ります。努力のかいもあり、ようやく8時間程度の睡眠時間を確保するようになったでしょうか。やりたいこと、始めたいことがまだまだ山ほどあるけれど、欲張らないようにしないとペースダウンできませんね。

そんな僕が10年手帳を使い始めたのは、100歳を迎えた年、2011（平成23）年からです。満99歳になったとき、100歳になってもなお元気で、生きがいとなる目標を目ざして働けるようにと2020年、109歳までの10年手帳を購入しました。この10年手帳には、だいぶ先までスケジュールが書き込まれています。

たとえば僕の誕生日10月4日は、闘病中の妻と過ごすための日として、またその前後はいつもみんなが誕生日のお祝いをしてくれるので、2020年までその日の欄には予定として書き込んでいます。10月18日の聖路加国際病院の創立記念日も同様です。

また、光栄なことに10月20日の皇后陛下のお誕生日パーティーに毎年お招きいただきますので、その日も空けてあります。僕は50年以上も皇后陛下のご実家、正田家の主治医を務めていましたから、皇后陛下が皇太子妃としてご結婚されるときの健康診断書を書いたのも僕でした。そういったご縁で毎年皇居の御所に招かれているのですが、これは感謝を込めて外すことのできない記念日です。ほかにも大切な会合や講演会と2年、3年先まで日程が決まっている国際学会などの予定を書き込んでいます。

じつはこの手帳は、僕にとって単なる予定表ではありません。自身が果たすべき使命、自らの〝成すべきこと〟に限って書いているのです。

この手帳に書き込むことは、ただのアポイントメント（予約）ではなくコミットメント（誓い）です。アポイントメントなら、都合が悪ければ変えられたりキャンセルしたりできますが、コミットメントは取り消しができません。約束よりももっと重い、いわば神様との契約です。アメリカ大統領が就任式のとき聖書に手を置いて、牧師がその上に手を重ねて誓いのことばを宣誓するでしょう。それと同じです。予定を書き込むときは、神様に向かって「その日に何をやります」と宣誓することで、僕の中に誓いを守らなければという前向きなエネルギーが湧いてくる。それが10年先まで元気で生きるコツであり、日々の原動力となっています。

パスポートの更新ももちろん、10年用。96歳のときにパスポートの更新をしましたが、秘書から「先生、そろそろ5年用のパスポートにされてはいかがでしょう？」と言われました。でも、国際学会や講演などのために、スケジュールは先まで入っているから10年用にしました。なにしろアメリカ、イギリス、オーストラリア、メキシコ、モンゴルなど海外へ年に何回も出かけているのです。１０１歳を目前に、7月にはイギリスのリバプールへ機中泊含めて2泊3日で往復し、8月中旬にはアメリカのマサチューセッツ州のフェアヘブンに出かけました。ほら、5年用ではパスポートの有効期限が切れそうでしたね。

若い人でも団塊世代の人でも、高齢の人でも、何か新しいことを始めるのに遅いということはありません。ぜひ勇気を持って本当にしたいことを5年後、10年後の目標に掲げ、取り消されないコミットメントにしてほしいと思います。その誓いを守るために、自分のいのちを使って挑戦していってほしいのです。

＊2020年の東京オリンピック・パラリンピック開催が決まると、日野原先生は10年手帳に開会式の日付けを書いた。「この年、僕は109歳を迎えます。車イスで聖火ランナーをぜひともやりたい」と新たな誓いをされていた。

使命として取り組むプロジェクト

僕が近年、日米友好のために貢献したいと思って取り組んでいる使命について話しましょう。それは、日本の近代化に献身的な働きをし、江戸時代に日本人として初めてアメリカに暮らしたジョン万次郎（中浜万次郎、１８２７〜９８）のホームステイ先を、友好記念館にするという「ホイットフィールド・万次郎友好記念館」プロジェクトです。

幕末の１８４１（天保12）年に、現在の高知県土佐清水の港から漁に出た14歳の少年、万次郎は、４人の大人の漁師たちとともに嵐に遭い、漂着した無人島に４か月暮らします。餓死寸前のところをアメリカの捕鯨船に救われますが、鎖国中の日本に彼らを送り返すことは危険だと判断した船長のホイットフィールドにより、そのままハワイへ向かいました。大人の漁師はハワイで下船しますが、万次郎だけは捕鯨船に残って航海を続け、１年後にホイットフィールドの住居がある大西洋岸の小さな街フェアヘブンに上陸します。この街で数年暮らし、小学校やその上のアカデミーで勉強させてもらうことになるのです。

初めて出会った未知なる日本人の少年の未来を信じたアメリカ人船長の心意気。そして大人の漁師と別れ、たったひとりで広い世界へ一歩を踏み出した万次郎のチャレンジ精神は大したものです。ふたりの決断には感服せずにいられません。

英語と航海術を身につけ、アメリカ文明を取り入れた万次郎は、24歳のとき日本への再入国を試みます。そのためにまず、沖縄、当時の琉球王国に上陸しましたが、彼の密入国がわかり、長崎に送られます。身元調査ののち、やっと故郷の土佐清水へ帰り着き、母との再会を果たしたのです。その後、万次郎はペリーの来航により幕府に請われて、日本の開国条約の平和的締結に向け、助言や進言をし尽力します。

万次郎を長期間ホームステイさせ、教育の機会を与えたホイットフィールド船長の家は、マサチューセッツ州ボストン市から車で90分、かつては捕鯨で栄えた小さな街フェアヘブンにあります。廃屋寸前になっていたその家が競売に出されていると知ったのは、僕がたまたまメキシコ訪問中だった２００７（平成19）年夏のことです。ニューヨークに住む知人の吉田礼三さんから、このままでは、日本人とアメリカ人の間に温かい交流が育まれた記念すべき家は、壊されてしまうと聞いたのです。僕は即座に「それでは買い取って修復し、友好記念館にしようではないか」と提案しました。

思いがけないことでしたが、僕はこの夢を実現させると決意しました。

僕はまず、さまざまな立場で日米友好や世界平和に尽力してきた方々をはじめ、各方面の友人知人に声をかけ、僕を含めて36人の発起人を集めました。元国連難民高等弁務官の緒方貞子さん、指揮者の小澤征爾さんなど、著名人、財界人、研究者、ジャーナリスト、そして党派を超えた政治家の方々が、廃屋を修復して友好記念館にしたいという夢に賛同してくれました。そして僕が友好記念館開設の会の発起人を代表して、2008（平成20）年1月に募金のお願いを開始したのです。

同年5月6日、くしくも万次郎が初めて米国大陸の土を踏んでから165年後の同じ日に、僕はフェアヘブンを訪れました。地元関係者との合意覚書に調印するためです。その骨子は、日本の記念館開設の会が募金によりホイットフィールド船長の家を購入、修復し「ホイットフィールド・万次郎友好記念館」としてフェアヘブンに寄贈すること、「ホイットフィールド・万次郎友好協会」はこの記念館を運営するというものです。

調印の前日、フェアヘブンは雨模様だったけれど当日はきれいに上がり、新緑や木々の花々が美しい色彩を添えていました。僕は調印の席で「私の名前はサニーフィールド（日野原）。私が行くところはいつも太陽が出ます」とあいさつし、喝采を浴びました。

じつはこのとき、既に目標額8000万円達成の目途は立っていたのです。みなさんから募ったお金は、募集開始直後の3月末で6000万円を超え、4月末には78

00万円に達していました。

しかしフェアヘブンを訪ねて、僕の心にはさらに火がつきました。たった3年しかこの町で暮らさなかった日本人の少年のことを、町の人々は郷土の誇りのように尊敬し、今も親しみを持ち続けている。そして僕ら一行のことも、心から歓迎してくれたのです。そのことに心を打たれました。

夢は、僕のいのちを使う使命のひとつへとつながっていったのです。

僕は〝3つのV〟をいつも胸に抱くようにと父から教えられてきました。

ひとつ目のVは〝ヴィジョン（Vision）〟のV、ふたつ目のVは〝ヴェンチャー（Venture）〟のV、そして3つ目のVは〝ヴィクトリー（Victory）〟のVです。ヴィジョンとは、将来を見据えて夢を持ちなさいということ。その夢は見るだけで終わらせてはいけない。困難があっても勇気を持って行動するヴェンチャー精神で取り組むこと。そうすればその先には勝利のヴィクトリーが実現されるというものです。

僕はこの父の教えがそのままジョン万次郎によって体現されており、未来を指し示していると今さらのように感じています。だから、小学生や中学生、高校生など、これからの日本の未来を担う人たちにも万次郎のことを伝える意味があると強く思っています。
フェアヘブンを訪問した後、僕は、前にも増してこのプロジェクトに心血を注ぎました。帰国後の5月末には、長年ホイットフィールド家のご子孫と交流を重ねてこられた万次郎の子孫の方と一緒に、当時の高村正彦（こうむらまさひこ）外務大臣を訪問し、協力をお願いしました。大臣はこの活動に「日米関係の基礎を強化する素晴らしい活動であり、その努力に心から感謝します」と賛意を示してくれました。その後、新任された駐米大使、ボストンとニューヨークの総領事からもバックアップをいただき、意を強くしたものです。

僕は、万次郎ゆかりの高知県や沖縄県をはじめ、全国各地で、講演、セミナー、チャリティーゴルフと、あらゆる機会をとらえて、ひたすらにこのプロジェクトがいかに大切か、訴えて回りました。「日米の友好と平和の架け橋となった万次郎に学ぶ」「土佐出身のジョン万次郎に学ぶ」「人生の新しい生き方――ジョン万次郎に刺激されて」「日本の鎖国時代に果たしたジョン万次郎の役割」……題名はさまざまですが、講演の会場や来場者に合わせて万次郎の功績やスピリットについて、また、ホイットフィールド船長やフェアヘブンの人々との日米友好交流の礎（いしずえ）の尊さを伝えたのです。

新聞で連載しているコラムでも取り上げたところ、予想以上の反響を得て、募金額は一挙に増えました。

日本側の情熱は、アメリカ側にも伝わりました。フェアヘブンの篤志家が修復工事の費用負担を申し出てくれ、地元を製造拠点とするゴルフボールメーカー、アクシネット社の日本支社は、万次郎にちなんだロゴマーク入りボールをつくり、その売り上げの一部を寄付してくれることになりました。

こうして募金活動開始からわずか半年後に9000万円を突破した募金額は、期限と決めていた2009（平成21）年3月末には1億1235万円に！　折からの経済情勢の悪化にもかかわらず、僕らの願いに賛同する個人710件、法人108件の方々から募金が寄せられたのです。これにはさすがに僕自身、驚きましたが、やった！　と思わずガッツポーズでした。

ホイットフィールドの私邸は修復されました。日本から100万円以上の寄付をされた個人23名、法人50社の方々については記念館の寄付者銘刻板に名前が記載されています。

2009年5月7日、開館セレモニーの除幕式で、僕は記念碑を覆っていた幕を力いっぱい空に向かって打ち振りました。情熱をもって成し遂げたというすがすがしい達成感に満たされ、僕の心は天にひるがえったその幕のように、感動ではち切れんばかりでした。フェアヘブンでは、その5月7日を「日野原デー」と名づけてくれました。でもこれは、僕ひとりの力でなしえたことではありません。かつて年齢や国籍を超えて、心の交流を育んだホイットフィールド船長と万次郎のように、日米双方の、まさに草の根レベルの友情が実を結んだのです。

このプロジェクトは、当初の開設の会はその目的を果たしたとして解散しました。しかし目標額を達成できたとしても、家を買い取り、修復して記念館を開設したらそれで終わりではありません。記念館を地元に寄贈した後も、年間数千万円はかかる運営費のために、継続的にできるだけのことをしたい。それに僕の願いは、いつかこの友好記念館が日本の総理大臣とアメリカの大統領の首脳会談の場所になることなのですから、きちんと維持していかなければなりません。新たに理念を引き継ぎ、日本から現地の活動をサポートするために、「ホイットフィールド・万次郎友好記念館」協力の会という一般財団法人を日本に設立し、運営のための募金活動も続けています。

じつは2012年8月にアメリカへ1週間訪問したのもこのプロジェクトの一環で、

友好記念館のあるフェアヘブンのチェリーストリートに桜の苗木を17本植える植樹祭に出席するためでした。これはちょうど100年前、当時の東京市長の尾崎行雄氏が、ワシントンのポトマック河畔にたくさんの桜を植えて日米親善を図ったことにちなんで、今回、フェアヘブンの街にも桜を植樹したのです。

僕は2013（平成25）年にもフェアヘブンを訪問する約束をしました。この日はもちろん10年手帳にコミットメントとして記してあります。102歳の誕生日をフェアヘブンのみなさんと一緒に祝いたいものです。

＊日野原先生は約束どおり2013年8月にフェアヘブンを再訪された。8年間に及んだ「協力の会」の活動は、みなさまの熱いご支援により、ジョン万次郎とホイットフィールド船長、そしてフェアヘブンに刻まれた歴史の足跡を保存することで所期の目的を果たすことができたと考え、2016（平成28）年5月をもって活動を結んだ。

毎年ひとつ、新しいことを創める

この数年、新しい年を迎えるたびに、僕はこれまでやったことのないことを新しく創めるようにしています。「創める」というのは、オーストリア出身のユダヤ系の宗教哲学者、マルティン・ブーバー（1878〜1965）の『かくれた神』に書かれていた「年老いているということは、もし人がはじめるということの真の意味を忘却していなければ、ほんとうに輝かしいことである」という一節を読んでハッと気づいたことがきっかけで、僕も使うようになったことばです。

行動としての「始める」よりも、「創める」には新しいことを創造する意志が感じられて〝Let's do〟という気持ちが伝わるでしょう。それで、「創める」に〝はじめる〟と読みがなをふって、使うようになりました。

98歳で創めたのが、俳句を詠むこと。俳人の金子兜太さんにお会いしたとき、「日野原先生は長い人生を歩んでこられたから、きっといい句ができますよ」と勧められて、やってみようと思ったのです。

99歳のときは、その前の年に受けた体力検査で、筋力が年々少しずつ衰えていることがわかったので、ストレッチを創めました。99歳でストレッチを創めた人は、いないかもしれない。では「僕が最初の実験台になろう」、これまでもそういう気持ちでやってきたことは多いのですが、今回もそんなつもりで、創めることにしました。きちんと体力のデータを取って、後に続く人のために役立てたいと思っています。

それでいよいよ100歳になって迎えた2012年は、何を創めたかというと、「童話作家になる!」と宣言しました。そう決心したら、もう泉のごとく、次から次に童話が湧いてくるんだね、これが。僕は週に3日は新幹線や飛行機に乗って地方の講演に出かけるのだけれど、好都合なことに、乗り物に乗っている間には、とりわけどんどん湧いてくる。家に帰ってきて、眠る前にまたひとつ、ひと息に書き上げたりもする。こんなことは、これまでの僕の執筆活動で経験したことのない、初めてのことです。たくさんの本や論文を書いて、やわらかいものではエッセイを書いたり、俳句や詩をつくったり、ミュージカルの脚本を書いたりしてきたけれど、童話は初めて。それがつくり創めたとたんに、次から次へと生まれてくるのだから不思議だね。

では、ひとつ披露しましょうか。

「深川愛隣農園の無農薬のお野菜たちの物語」

冷たい雨にも強い風や吹雪にも負けなかった
ブロッコリーちゃんとキャベツ君よ、
こんなに大きくなってくれて、ありがとう、ありがとう。
愛隣農園のあるじはそう言ったあと、二人に聞きました。
あなたはどこへ行きたいの？
大好きな、大好きな日野原先生のところです。

百歳になったおじいちゃん先生が、夕方、病院から家に帰ると
かわいいブロッコリーちゃんと、半分はだかになったキャベツ君が
台所のステンレスの流しの台の上で先生を待っていました。
ブロッコリーちゃんとキャベツ君は、
熱いお鍋の中で蒸され、お塩を振りかけられて、

おじいちゃん先生のおなかの中に放りこまれました。
二人はおじいちゃん先生のおなかの中で大暴れです。
おじいちゃん先生はおなかが痛くなって、教え子の若いお医者さんを呼びました。
若いお医者さんは、おじいちゃん先生に痛い注射を打ちます。
おじいちゃん先生は注射ぎらい。
だからブロッコリーちゃんもキャベツ君も、静かにして
真っ暗なおじいちゃん先生のおなかの中で静かに眠るんだよ。
おじいちゃん先生の歌声が聞こえます。
眠れ、眠れ、母の胸に…。

どうですか？　深川愛隣学園というのは、老人や子どものための福祉施設で、そこの責任者の方が、僕の昔からの患者さん。園でつくっている採れたての無農薬野菜を僕が大好きだというので、彼は診察のたびに、袋にたくさん詰めて持ってきてくれま

す。この童話は、届けてくれた野菜が台所にあるのを見て、思い立ってね。ストーリーがぱーっと浮かんできて、30分くらいで書き上げた。僕はときどき作曲もするから、そのうちこういう短いものには曲をつけて、歌ってみてもいいかなあ、と思ったりもします。

人間は、2万2000個もの遺伝子を両親からもらって生まれてきます。でも、その大部分は使われないでいるまま。つまり、だれにでも未知の能力が眠っている可能性があるということです。多くの人は「自分には音楽の才能なんてない」とか「ぶきっちょで絵なんて描けない」とか「運動が苦手だからスポーツなんてできない」などと言うけれど、それはその人に才能がないのではなくて、そうした才能の種が育つ機会や場がなかっただけかもしれない。

僕の患者さんに、脳卒中で倒れて左手が動かなくなり、気もふさぎ、すっかり寝込んでしまった人がいました。ところが周囲に勧められて、動く右手で絵を描き始めたら、少しずつだけれど上達していくんだね。それまでは絵を描いたことも、描こうと思ったこともなかったから、うまくなっていくことに本人がいちばん驚いている。うれしくて毎日描き続けたら、やがて美術専門誌に作品が載るまでになったのです。

ですから、何歳からでも、何か新しいことを創めてみるといい。人は未知の分野に挑戦すると、これまで使われていなかった遺伝子が目を覚まして、活動し始めます。やってみたら花開くかもしれない。やらないよりも、まずやってみることから創める。それまで気づかなかった未知なる自分を発見することによって、人間はいつまでも若々しくいられるというわけです。

＊100歳になって「童話作家になる！」と宣言した日野原先生は、その2年後2014（平成26）年3月、『だいすきなおばあちゃん』（朝日新聞出版）で絵本作家デビューを果たす。祖母と孫娘の交流を通して、子どもが初めて経験する別れと看取りを描いた物語である。

童心が情熱の源

今、僕を突き動かしている情熱の源は、子どもたちです。

僕は90歳を過ぎてから、10日に1回くらいのペースで各地の小学校を訪ねては、10歳児の生徒を中心に「いのちの授業」を続けています。その経験からよくわかったのは、10歳の子どもというものは、もう自分の頭でちゃんと大人の話を理解できるということ。むしろ大人以上に、その本質を感性でつかみ取ることができるということです。僕が日本の将来を担う人たちすべてに伝えたいと思っている、いのちの尊さや平和の大切さを、子どもたちは、大人よりもっと真剣に受け止めてくれます。

僕は、今の大人が21世紀を平和の世紀にすることは残念ながら不可能だと思っています。恨みに対して恨みで、暴力に対して暴力で応えるという連鎖反応で行動している限り、テロや紛争が絶えることはないでしょう。だから、平和な21世紀を実現するためには子どもの心に訴えかけないとだめなのです。子どもたちに、「いのちを大切にしましょう」と伝えて〝いのちを愛する運動〟を広げていく、「いのちの授業」は僕の使命です。

授業の後で、子どもたちはじつに素晴らしい手紙を、もうラブレターみたいな手紙をね、僕にくれます。

「日野原先生は長生きして大きな大木のようだ。寿命という空間の中にどう私の時間を入れるかが、私の仕事です」

どうです、ここには素晴らしい子どもの哲学が書かれているでしょう。

こんなふうに子どもたちとの交流が増えれば増えるほど、僕の中に童心が芽生えてきた、とでもいうのでしょうか。みずみずしい子どもの感性と触れ合うことで、成長する子どものいのちが、どんどん僕の中に入ってくるのです。僕が童話で書いた〝ブロッコリーちゃんとキャベツ君がおなかの中で大暴れ〟といった発想は、子どものやわらかい心に通じるところがあるのではないかと思います。

北原白秋（きたはらはくしゅう）（1885〜1942）はもともと詩と短歌をつくっていましたが、晩年には童謡作家となり、作曲家の山田耕筰（やまだこうさく）（1886〜1965）と組んで有名な多くの童謡を発表しています。たとえば『待ちぼうけ』とか『からたちの花』などです。白秋に限らず、大人のためにずっと書いていた作家や詩人が、年を重ねて円熟してくると、子どものための物語や童話を手がけるということは、よくあります。僕も年を取って初めて自分の中からどんどん童話が湧き出てくるようになって、そういう感じがよくわかりました。

僕は童話を書くようになった2012年、いろいろな作家たちが書いた童話や寓話（ぐうわ）

を、あらためて読み返しています。アンデルセン、トルストイ、イプセン、宮沢賢治(みやざわけんじ)……。こういう素晴らしい人たちが残した童話や寓話は、子どものためだけのものではなくて、人生のテキストと言ってもいい。つまり、そこには人間の生きかたが描かれています。

本当に大切なものは目には見えないこと。幸福は外にあるのではなくて内にあること。あたりまえのように生きている時間が、人生の大きな宝物であること。やられたらやり返すということを互いに繰り返せば、争いは激しくなるばかりで身も心も深く傷つけ合ってしまうこと。それに気づき、憎い相手を許す勇気こそが争いを終わらせること。どんないのちもかけがえのないこと。どんないのちも粗末に扱ってはいけないこと……。

子どものやわらかい心は、生きかたの本質に敏感です。初めて経験すること、初めて知ることを生きる本能で吸収していきます。無限の感性を秘めているからこそ、いいものにも悪いものにも影響を受けやすく、生きていくことにどん欲でもあります。子どもが持っている童心こそがいのちの本源であり、優れた童話や寓話には、人間のすべての源がある。そういう感じを、僕は非常に強く抱いています。

10歳の子どもたちに期待する理由

「いのちの授業」は、まずその学校の校歌を歌うことから始めます。

「日野原先生は１００歳だと聞いていたのに、初めて聞くはずの僕たちの学校の校歌を、さっそうと指揮しながら教室に入ってくる！」

その姿に、子どもたちはまずびっくりして、みんな僕を好奇心あふれるきらきらした目で見つめてくれます。

「いのちの授業」の活動を始めてから、僕は10歳の子どもが持っている理解力に驚かされたし、非常に感動しました。10歳というのは、興味のある話に目を輝かせて聞き入る子どもらしさと、大人の言うことや、やることをしっかり見て、自分なりに理解する、そういう大人びたところを両方併せ持っている年ごろです。だからこそ僕は、本当は大人に理解してもらいたいと思っている、いのちや平和の大切さを、子どもたちに訴えることにしました。いじめは相手のいのちを傷つけること。人のいのちを粗末に扱う行為です。人間同士のいじめやけんかも、国と国の争いも、根っこは同じだ相手のことを自分のことのように思い、自分に何かいやなことをした相手を許すことの大切さを知る。こういうことをしっかり理解してもらうためです。

子どもに対しては、壇上から一方的に話したのでは、話の内容はちっとも伝わりません。子どもは素直ですから、面白くなければ話に乗ってきてくれません。最初に校歌で盛り上げて、それから「音楽やスポーツが得意な子はいるかな？」と聞いて手を挙げさせます。そして、ピアノを弾いてもらったり、白板をサッカーのゴールに設定して僕がその中央に構え、将来サッカー選手になりたいという子に10メートル先からキックさせたりするのです。僕がボールをしっかり受け止めると、みんなから拍手が起こります。野球の好きな子には「イチローがバッターボックスに立ったときのモーションをやってみてごらん」と真似(まね)させたりもする。そんないくつかのウオーミングアップの後に「いのちの授業」を始めると、みんなそれに乗ってきて、私語の少ない、よい授業が行われます。

僕が訪ねた世界の国の子どもたちの話もします。たとえば「モンゴルはどこにあるか知っている？」と聞いて、白板に地図を書いてもらう。また、2桁(けた)のかけ算の例題を出して答えを聞くとき、モンゴルの小学生のほうがきみたちより2桁のかけ算が上手だよ、と言うとみんな驚きます。さらにモンゴルよりインドのほうが算数の実力は高いことも話すのです。すると、そうか、負けていられないな、と子どもたちは思うでしょう。

また、お隣の国、中国からもらった漢字の素晴らしさにも言及します。たとえば「心」という漢字の持つ意味。「思う」は、「心」の上に「頭（田）」が乗っているとか、「悲しい」という字は「心」を「非（あらず）」と否定して生まれる感情を表しているとかね。

こんなふうに、僕はいつも子どもたちが学校の教室で受けている授業のイメージを打ち破るような、算数も社会も理科も、そして国語も音楽も体育も、すべてが一緒になった教えかたをします。すると、一人ひとりの中に、僕という人間や、僕が伝えたいことが、まるごとすんなりと入っていきます。

「いのちはどこにあると思いますか？」と子どもたちに聞くと、みんな心臓のあたりに手を当てます。でも心臓は血液を送り出すポンプであって、大事な臓器だけれどもいのちではありません。「きみたちは空気や酸素が見える？ 目には見えないけれどもい空気や酸素がなければきみたちは死んでしまうね。いのちも一人ひとりがたしかに持っているものだけれども、目には見えないものだね」と話すと子どもたちは真剣な表情でうなずきます。そこで僕は言います。

「いのちとは、生きていられる時間のこと。きみたちが自分で自由に使える時間のことだね」

次に、「成長期にあるきみたちは、自分だけのためにいのちを使っていますね。今はそれでいいけれど、大きくなったとき、困っているだれかのため、助けを必要としている人のためにきみたちの時間を使えるかな。それを考えておくのが宿題だよ」と話すと、瞳をきらきらさせて「はーい」と返事をしてくれます。

子どもたちが今、勉強するのも、遊ぶのも、ごはんを食べるのも、宿題をするのも、みんな自分のためです。子ども時代の自分の時間は、自分の成長のためのものだからです。でも大人になったら、自分の持っている時間を、少しずつでもいいからだれかのために使ってほしい。そのことを、僕はこれから大人になっていく、できるだけ多くの子どもたちに伝えたいと思っています。

今、僕は、世界の10歳の子どもに向けて、日本の10歳の子どもから「いのちを大切にしましょう」というメッセージを送る運動も提唱したいと思っています。Eメールかフェイスブックを使ってね。そして、クリスマスでもイースターでもいい、1年に1日、日を決めて、日本からいのちのメッセージを送り、受け取った人がまた他の国の人に同じメッセージを送る。こうして日本の子どもたちが発信した平和のことばが世界を駆け巡るという運動を起こしたいと思っています。勇気ある行動が、次の世代の平和につながっていく。そう信じています。

「いのちの授業」を通して、生きることの意味を問いかけていきたい。そしてこれもまた、僕自身の限りあるいのちという時間を使って成し遂げる、大切な使命です。

＊「いのちの授業」は2016年まで226回行われた。104歳の3月まで日野原先生は子どもたちがキックするボールをゴールキーパーとして受け止め続けた。

知りたい、わかりたい

僕は自分が100歳になってみて気づくことが増え、「100歳にならないとわからないことがあるなあ」と思うようになりました。

　僕がこれまでお世話した患者さんの中での最年長者は、１９６６（昭和41）年に95歳9か月で急逝された、禅学者の鈴木大拙（１８７０〜１９６６）先生です。当時僕は55歳。臨床医学や看護師の教育に情熱を注いでいたころです。

　先生は、日本の禅思想をわかりやすく説き、英語で著述することで、海外にも禅の心を知らしめられました。１９５７（昭和32）年にニューヨーク、コロンビア大学の東洋哲学客員教授を辞して日本に帰国後は、鎌倉の東慶寺境内の松ヶ岡文庫に住み、研究を続けられました。

　先生は90歳を過ぎてから、浄土真宗の始祖、親鸞（１１７３〜１２６２）聖人の『教行信証』という教典の英訳に取りかかり、刻々を大事にされ、「今」に全力投球をされた方です。あと4年、１００歳というよき日まで生きて著述を続けたいと願い、「絶えず前進」と自分で号令をかけておられた先生は、若い夢見る眼をもって人々に接し、仕事に励まれていました。

　そんな先生が90歳のころ、岡村美穂子さんというニューヨーク育ちの若い日系2世の秘書に「きみも長生きしたまえよ。90歳にならないとわからないこともあるのだから」と言われたといいます。僕は、先生が１９５８（昭和33）年に初めて聖路加国際病院の人間ドックに入られて以来、１９６６年に腸閉塞で亡くなられるまで主治医でしたから、岡村さんから直接、このエピソードをうかがいました。

あのとき先生はきっと今の僕のようなお気持ちだったのだろうなあ、と、今になって先生のことばに納得しています。僕の場合は90歳ではなくて１００歳を越えてからだけれど、同じような感慨を近ごろ覚えているのです。

けれどもね、じつは１００歳を過ぎてもわからないことがまだまだある。それを知りたい、わかりたい、追いかけていきたい。その気持ちがあってこそ精いっぱい生きていけると思っています。

—１００歳になってからの新発見

物忘れと思い込みは、別のもの。これは、１００歳になって初めてわかったことのひとつです。

年を取ると、どうしても避けることのできない心身の変化が現れます。自分は物忘れがひどくなったのではないか、と弱気になる。僕もときどき、ありますよ、約束をうっかり忘れたり、度忘れしたりすることが。そうすると「年のせいかな」と思ってしまうでしょう。でも、失敗や間違いの原因は、〝物忘れ〟ではなくて〝思い込み〟という場合も、大いにありうると思います。

先日、地方での講演を終えて東京に帰るため新幹線に乗ったとき、ちょっと面白いことが起こりました。僕は乗り物での移動中は、たいてい原稿を書いていて、その日もそうしていたのだけれど、車掌さんが切符を調べにくるはずだから、と思って、切符をしまわずに窓のところに置いておきました。でも、結局、車掌さんが来ないうちに、東京駅に着いてしまった。それで急いで原稿や荷物をばーっとまとめて、ホームに降りた後で、あーっ、切符を窓のところに置き忘れた！　と気がついたのです。

さあ、どうしよう、切符がなくても改札口を出してもらえるかしら。100歳の老人だから勘弁してください、と言ったら大丈夫かなあ、と思ったけれど、最初は改札口にいた駅員の人に「切符がなければ通すことはできません」と断られてしまった。

「その車両に切符があれば、車掌が見つけて切符の集積場に持っていくので、そこに切符が届けられるのを待ってください」と改札を通してもらえません。結局、切符は車内に見当たらず届くことはありませんでした。

その後、別の職員の人に、改札を出られる許可書をもらって出してもらえたのですが、そうやって大騒ぎしてようやく駅に迎えにきた自動車に乗って、ふっとワイシャツのポケットに指を入れたら、そこにあったのです。置き忘れたと思っていた切符が。実際にはあのとき、このままだと忘れるな、と思ってちゃんとしまっていたのに、窓のところに置いたままにしていたと思い込んでいた。つまり、〝思い込み〟が失敗の元だった、というわけです。僕はこの切符事件によって、物忘れと思い込みは別ものだと気がつきました。

物忘れよりも思い込みが怖いのは、たとえば、だれかのちょっとした言動で、「あの人はこういう性格の人」と思い込んでしまったら、もうそこで人間関係は屈折してしまうでしょう。それが学校の先生と子どもの関係だったらどうですか？　先生が、生徒や学生のことを悪い方向に思い込みをしてしまったら、何をするにしても負のフィルターを通してしまい、その人はずっとそのようなレッテルが張られたままということになってしまう。さっきのような僕の失敗なら笑い話で済むけれど、思い込みは、そういう事態を招くことだってあるはずです。だから、なるべく思い込みはなくしたいものだと僕は思っています。

年を取った人ほど、自分は間違えない、と頑固に信じすぎて、思い込みをしてしまう傾向があるような気がします。でも、思い込み自体は、若い人でもするものでしょう。それで僕は、若い人が思い込みで失敗した、という例を集めたいと思いました。なるべくたくさん。何歳までかかるかわかりませんが、そうやって調べていけば、また何か、新しいことが発見できるのではないかなあ、と思うのです。

「日野原先生は、転んでもただでは起きないんですね」って？　そう、僕は自分が思い込みによって失敗したのをきっかけに、物忘れと思い込みは違うものだ、と100歳にして初めて気がついた。そしてそれをまたヒントにして、いろんなことを学んだり、新しいことを考えついたりするのです。

こんなふうに、ひとつの経験から別のことを発想したり、何かと何かを結びつけたりするのが、僕のいつもの発想法かもしれません。

違う分野の人とおしゃべりを楽しんでいるときに、思わぬヒントがふと頭に浮かんで、自分のフィールドの問題解決に結びつくことも多い。そのためには心をオープンにして、ハプニングを楽しむというような気持ちでいるくらいがちょうどいい。ハプニングや失敗を恐れることはありません。

問題をどうすれば解決できるかを考え、行動することは、生きる力を強くするトレーニングにもなります。常に感度の高いセンサーを張りめぐらせて、どんなことが起きても受け入れOKの態勢でいることが大切だと思います。

それを受け入れる準備のある人のところには、ひらめきの種、つまり運が落ちてきます。みなさんもそういう気持ちでいると、日々のどんな小さな経験でも発想の糸口になり、運をつかまえるチャンスだって見逃さないのではないでしょうか。

＊2014年5月、心臓に大動脈弁狭窄症が発見された日野原先生は、運動量を削減するために車イスで移動する生活に入る。車イスに乗り始めたころは、「人に見られるのが恥ずかしいと思った」と言う先生だが、元気よく挨拶しようと気持ちを切り替えてからは車イスを便利に感じ、これまでと変わらず国内外どこへでも出かけた。

100歳からのフェイスブック

人と人とが直接手と手をつなぎ合うのが人間関係の基本です。それが今、見えない人たちとも手が結ばれて、たくさんの手とつながっていく、そんな新しい関係が生まれています。それはインターネット上の新しいネットワークサービス、フェイスブックです。

2012年5月、僕はフェイスブックを始めました。同じ場所にいなくても、一瞬のうちに人と人とがつながって、それはもうまるで同じ空気を吸っているのと同じじゃないかと思うほどです。

僕の「100歳からのフェイスブック」は、またたく間に見ている人が1万5000人を超えたというから驚きました。

僕はそこで「おはようございます、日野原です」と1万5000人にあいさつし、「新老人の会」の日めくりカレンダーのことばを紹介して、「今日はこういう生きかたをしましょう」と語りかけています。日替わりで違うネクタイを締めて、背広を着てね。そうすると、フェイスブックを通じて、みんなが僕とつながって、僕の「今日」のイメージが共有できるでしょう。これまでだったら一生出会えなかった人たちと、世代も国境も超えて、つながっているわけです。

僕は80代になったとき、平均寿命を越えてもなお同年代の人より健康に恵まれ、仕事ができることに感謝していました。これからは僕のように、人生を最後までチャレンジングに生きようとする老人が増えていくのではないか。そう確信して、75歳以上を「新老人」と命名して立ち上げたのが「新老人の会」です。これまでとは違う新しい老人像という意味を込めて名づけました。89歳の誕生日を目前にした2000（平成12）年9月のことでした。

「新老人の会」は、僕と心を同じくする人たち、つまり老いてなお意欲にあふれる「新老人」たちのパワーを結集し、新しいことに挑戦して、自分たちが経験から学んできた知恵をボランティア精神で若い世代に伝えていこうという会です。

今、日本には、75歳以上といっても精神的にはつらつとして、まだ何かをやりたい、まだ何かを学びたいという意気盛んな老人はたくさんいるのに、それをひとくくりに「後期高齢者」と呼んでいます。65歳で高齢者、75歳で後期高齢者だなんて、お役所はちっとも実情をわかっていません。

老人というと、何か老いぼれたようなイメージがあるでしょう。しかし、「老」という字には本来、経験を積み、敬われる人という意味があるのです。

今、「新老人の会」の会員数は、全国40支部で約1万2000人（2012年）。それを2万人に倍増したい！というのが、僕が100歳からの挑戦として、目標にしていることのひとつです。僕がフェイスブックを始めたのも、計画の早期実現を目ざしてのこと。これまで各支部の主催で講演をしてきたけれども、だれもが講演会に来られるわけではないでしょう。そこで「フェイスブック新老人の会」では、いつでも僕の近況を知っていただくことができるようにしました。75歳以上の会員の人たちはパソコンを覚え、Eメールやフェイスブックにも挑戦しています。

「フェイスブック新老人の会」を立ち上げてくれた都倉亮さんは、進行がんと闘う境遇に置かれていますが、病に負けることなく意気盛んに希望を見つけていく姿に、僕は強く感じ入り、感謝しています。

全国の同志が、世代を超えて交流を深めていくことで、「新老人の会」にもさらに新たな展開が開けていくことを期待しています。

「フェイスブック新老人の会」は常に新しいことに挑戦していきます。「スマートシニア」という新しいことばもつくりました。スマートということばは、従来の「賢い」「洗練された」という英語の意味に、スマートフォンなどの先進的なニュアンスを加味しています。賢く洗練され、情報技術（IT）に強いシニア、これがスマートシニアです。新しいシニアのライフスタイルの提案にぴったりでしょう。

「新老人の会」の75歳以上のシニア会員たちは、60歳以上のジュニア会員や60歳未満のサポート会員が、自分もああいうふうに年を取りたい、と憧れるような存在であれ、と僕は願っています。

フェイスブックで1万5000人もの人たちと手をつないでいると思うと、僕も勇気が湧きます。空気と同じように電波も目には見えないけれど、目に見えない絆（きずな）によって若い人たちやみんなのエネルギーが届くような感じがする。これからもっともっと多くの人を巻き込みながら、フェイスブックで何を発信、共有していこうかと、僕はわくわくしているところです。

＊日野原先生の「100歳からのフェイスブック」は現在、SSA（スマートシニ

ア・アソシエーション）が運営する「スマートシニア全員集合!!（ｆｂ新老人の会本部）」が引き継ぎ、毎日、先生のことばを通して新老人としての生きかたを発信している。

「生きている限り、自分で自分を育てていかなければなりません」「人生の生きかたをさりげなく若い人に伝えることは齢を重ねた人の大切な仕事です」「若々しくあるには、常に新しい知識と新しい仕事を」「大きな願望よりも、小さくても日々の物事の達成感を大切に」「人生に無駄というものはありません」……先生のパッションは「新老人の会」とともに息づいている。

人生を変える
希望のメッセージを
あなたへ

予期せぬ災難に見舞われることが
不幸なのではなく、そのときに、
希望を見失ってしまうことが不幸なのです。

いのちを
あきらめない

いのちという時間

寿命という誤解

日本は世界有数の長寿を誇る国です。日本人の平均寿命は男性が79・44歳、女性が85・90歳（２０１１年）。90年代に入って男女併せて長寿世界第1位になって以来、首位を守り続けてきましたが、２０１１年、女性は27年ぶりに首位の座を香港に譲りました。これは東日本大震災による影響とも分析されています。しかし、今なお日本が世界トップクラスの長寿国であることは変わりありません。世界には平均寿命が40歳台の国も多く、国民総幸福量（ＧＮＨ＝グロス・ナショナル・ハピネス）で有名なアジアの小国ブータンでも未だ60歳台といいます。条件に恵まれて長生きできるのは幸いなこと。僕自身、１００歳を越えて、つくづくそう感じています。

では、寿命とはそもそもいったいなんでしょう。そして、寿命といのちは、どういう関係にあるのでしょうか。

多くの人はきっと、人間は生まれたときに寿命というものを与えられて、そして、その与えられた寿命は年齢を重ねるごとにどんどん減っていき、寿命を使い果たしたときがいのちの終わり……そう思っているかもしれません。

でも、そうではないのです。僕が抱いている寿命のイメージは、まったく正反対。生きるということは、寿命という大きな器を、精いっぱい生きる一瞬一瞬で満たしていくこと。僕はそんなふうに考えています。だから、寿命は最初から決められていて、減っていくものという考えかたは、大いなる誤解です。

僕は、「いのちに年を加えるのではなく、今の年齢にいのちを注ぐようにしなさい」ということばが好きです。

Not add age to the life
but add life to the age.

これは、リハビリテーション医学を確立した、アメリカのハワード・ラスク（1901〜89）という医師が、恩師のジョージ・ピアソルから教わったことばです。

「いのちに年を加える」というのは、寿命に年齢を足して延ばしていくこと、つまり長生きすることとです。日本人の平均寿命が延びたのは、戦後、栄養状態や衛生状態が改善されたからですが、たしかに医学の進歩によるところも大きいでしょう。日本の医療というものは、いのちを長らえさせることを第一の目標に掲げてきたからです。

でも、人間の体は、土でできている器と同じ。いずれ土に還ります。医学の役割は、器をいたずらに長持ちさせることではなく、本当は、その器に満たす大切な中身、人としての尊厳や生きざまを守ることであるはずです。いのちを寿ぐ、と表現する寿命だからこそ、生きてきた中身が大切なのではないでしょうか。

では、「年齢にいのちを注ぐ」とはどういうことでしょう？

その人が何歳であっても、今生きているその年齢を、いきいきと充実したものにしていく、僕はそういうことだと思います。40歳なら40歳、70歳なら70歳、僕のように100歳なら100歳で、その人の「今日」という日、「今」という時間を精いっぱい生きる。日々の生活の中では、生きていることをあたりまえと感じて忘れがちなことですが、朝目覚めたときに、「今日も新しい一日が始まる」と小さな感謝をするだけで、前向きに生きるスイッチが入るから不思議です。

ぼんやり過ごしていても、何かに打ち込んでいても、時間というものは万人に平等に流れています。その時間に自らいのちを吹き込むように、自分らしい使いかたをすれば、時間は生きたものになるはずです。逆に、何をすればいいのかわからずにただ過ぎていく、いのちを吹き込まれない時間は死んでいる時間と言ってもいい。それでも時間は止まることなく流れていきます。だからこそ、寿命という器を生きた時間でいっぱいにしたい。僕はそう思っています。

自由に伸び縮みする時間

では、次は時間について考えてみましょうか。

時間というのは不思議なものですね。世界のどこでも1日は24時間、時間はだれにでも同じように流れています。それなのに、その感じかたは人によってさまざま。楽しい時間はあっという間に過ぎ、退屈な時間は時計の針が進むのがとても遅い気がするのは、だれもが経験することでしょう。

子どものときと、大人になってからでは、1日や1年の長さが違って感じられる。1年があっという間だったと感じるようになると、自分も年を取った証拠かなあと思ったりします。

人が感じる月日の流れや過去を振り返った時の流れの速さに対する感覚は、若いころは遅く、年を取るにつれて速く感じるようになる。これが、19世紀のフランスの哲学者、ポール・ジャネー（1823〜99）が提唱した、「時間の心理的長さは年齢に反比例する」という「ジャネーの法則」です。

では、どうしてそんなふうに感じるのでしょうか。僕は自分なりに考えてみました。毎日、新しい発見や感動にたくさん出会っている子どもたちの1日は、無我夢中で、あっという間に過ぎていきます。けれど、そうした一日一日が積み重なった1年というものは、しっかりと充実した重みがあって、ある長さを実感できるものになるはずです。だからこそ、ぐんぐん成長していく時期の子どもにとって、1年前はずっと昔のことのように感じられるのでしょう。

その反対に、年を取ると、5年前、10年前のことでもつい昨日のことのような気がするものです。それは、子どもや若者にくらべて、老人は毎日にあまり変化のない、単調な暮らしを送っている人が多いからかもしれません。強く印象に残る瞬間の少ない時間が積み重なった1年は、印象も浅く、短いものに感じられるのでしょう。

長く生きていれば、人は5年、10年といったひとかたまりの時間で過ぎてきた日を振り返るものです。振り返る時間のかさが増えるほど、10年、20年なんてあっという間と感じるのも無理はありません。

でも、ものは考えようです。日がな一日、時間の進むのが遅く感じるときこそ、これまであと回しにしてきたことに取り組むチャンスと思いませんか。苦手なことでも腰をすえてじっくり始める時間を手にしているのですから。

同じ24時間、365日が自由に伸び縮みするのであれば、僕の100年のうちで長く伸びたのは大病を患い療養していたときくらいでしょう。急性腎炎で運動を止められた10歳のときには、かわいそうに思った母がピアノを習わせてくれました。結核で寝たきりだった医学生のときには、妹に蓄音機でクラシック音楽のレコードをかけてもらい、楽曲を譜面に起こすことで長く感じられる時間を過ごしたものです。その結果、退屈な時間の一部は楽しくて速く過ぎる時間になりました。まさに、1日が自由に伸び縮みしたのです。それ以外は、老人になってもなお、子どものように無我夢中であっという間に過ぎていく一日一日の積み重ねだったと思います。だから、たまに自分の年齢を80歳と間違えたりするのかもしれませんね。

いのちとは与えられた時間

では、いのちとはいったいなんでしょうか。

いのちは、生きているだれもが持っているものです。でも、いのちは目で見ることも、手で触ることもできません。いのちとは、今あなたが持って使っている〝時間〟のこと。僕はそう考えています。

昨日の時間は見えないし、明日の時間もつかめない。でも、今という時間を、今生きているあなたが持っているということは、実感できるでしょう。

生きている人はだれでも、めいめいが自分の時間を持っている。存在しているのは、今のあなたに与えられた1日、24時間、1440分、8万6400秒です。今日も1日生かされた、という感謝の気持ちの連続の中に、いのちは宿っています。

いのちとは、使える時間が与えられているということです。

自分が使うことのできる時間こそがいのちであり、それを何にどう使うかが、生きていくということ。時間の使いかたは、そのままいのちの使いかたになります。

そして、自分の使える時間こそが寿命です。言い換えれば、生きることに費やすことのできる時間、それが寿命と言えるでしょう。そういう意味では、寝ている時間は寿命のうちに入らないと感じる僕は、100歳になってようやく仕事で徹夜をすることをやめたくらい、自分のいのちの時間を長く使ってきたことになります。

世界保健機関（WHO）は、2000年に健康の新しい指標として「健康寿命」をまとめています。健康寿命とはつまり、介護などに頼らずに自立した生活を送れる年齢はいくつまでかということです。WHOが同年に公開した国別平均健康寿命は日本が72・75歳で世界第1位でした。2010（平成22）年の資料（厚生労働省HPより）では、日本は女性が73・62歳、男性が70・42歳です。しかし、僕が気になるのは、この健康寿命と平均寿命との間、女性12・68年、男性9・13年のこと。この期間を、医師として、もっともっと短くしたいと思うのです。

ところで、日本人で100歳以上の人は2011年現在4万7000人超と驚きの人数です。90歳を越えてなお、現役として活躍している人もたくさんいらっしゃいます。しかし90代、100歳を越えた多くの方は寝たきりだともいうではありませんか。

昔は「余生を暮らす」と言ったものですが、余った生、余分の生などというものはありません。その人たちがもし、残された人生に期待できるものなど何もないと思っていたとしたら、僕たちはどう応えればいいでしょう。

これまで社会のため、家族のために一生懸命働いたり、家族を守ったりしてきた人が、生きがいも感じられずに寝たきりでいるというのは道理に合いません。ベッドの上で1日を過ごし、介護を受けておられても、その人が使ういのちの時間を輝かせること、自分らしい生きた時間にすることは可能だと僕は思っています。

オーストリアの精神医学者、ヴィクトール・フランクル（1905〜97）はユダヤ人であったため、第2次世界大戦中、ナチスによって強制収容所に送られて壮絶な日々を強いられました。極限状況の中を彼が生き抜くことができたのは、この残忍な実態を生き残って書き記し、歴史上に残さなければならない、という強い使命感だったと言います。その体験を元に書かれたのが『夜と霧』です。

「人生に何を期待できるかではなく、人生から自分が何を期待されているかを考える」とフランクルは言います。

つまり、これまで人生から受け取ってきたたくさんのものを考えれば、求めるばかりでなく、自分のいのちを使って、だれかのためにその恩恵を返すことがあってもいいはずです。それこそが生きがいになり、いのちの使命に気づくことだと思います。

人は、いのちの使命が何かを知ることで、フランクルのように苦難に耐え、つらい状況の中でも未来を見つめ、生きることができるのではないかと僕は思っています。

耐える覚悟が生まれたなら、その一歩として、接する人に感謝のほほえみを返すのです。それだけで、その人のいのちの時間は輝き、人生はどんなにか豊かなものになるでしょう。

僕は医師として、介護を受けている高齢の方たちや不治の病にある患者さんたちが、行動の自由を奪われたり、苦痛を強いられたりしている日本の医療の現状を、なんとかしたいと思い続けてきました。人はどうすれば、いのちの最後の一瞬まで尊厳を持ち、生きがいを感じながら、自分らしく生きられるのか。患者さんにとって、望ましい「いのちの使いかた」とは何か。医療従事者はそのために何ができるのか。僕はそのことについて、ずっと考えてきました。そこから、「いのちは時間である」、しかし「いのちの時間は長短が問題なのではなく、どうやって深め、質を高めるかが問われる」という考えかたが導き出されたのです。

いのちの質をいかに高めるか、それが「クオリティ・オブ・ライフ（ＱＯＬ）」という考えかたです。「健康寿命」が長いことは、単に寿命が長いことよりもたしかに望ましい。しかし、いのちという時間の一瞬一瞬を輝かせることは、病の床にある人でもできます。もっと言えば、たとえ病や不慮の事故で長寿がかなわなかったとしても、その人が「今」にいのちを注いで生き抜いたのであれば、寿命の短さだけをとらえて嘆き悲しむことはないと僕は思うのです。

いのちを使う喜びとは

いのちとは時間であること。その時間には限りがあること。その事実を知っている人間だけが、いのちの使いかたを自分で考え、変えることができます。

いのちという与えられた時間をどう使うか。それは、めいめいに託された命題と言っていいでしょう。いくつになってもいきいきとした人生を送るためには、打ち込む仕事や楽しめる趣味を持つこともちろん大切です。

でも僕は、人間にとって生きている実感を味わえる、いちばん充実した時間の過ごしかたは、助けを求めている人のために自分の時間を使うことだと思います。だれかの役に立つことは、自分という存在そのものが生かされるということですからね。

僕が100歳を越える自分の長寿を幸せと思うのは、たとえば多忙な医師としての道を選んだために断念した音楽の勉強などをやり直す再チャレンジの機会や、新しいことに挑戦する時間を、それだけ長く与えられたと実感するからです。なによりありがたいのは、自分がだれかのために使える時間が延びたことに尽きる。そう思っています。

僕は今も、医師として日々、終末期を迎えたホスピス病棟の患者さんに接しています。患者さんに捧(ささ)げる時間が多ければ多いほど、自分が本当の意味で長生きしたことになる、と思って患者さんと時間をともにしてきました。たとえ、その人を医学的に治すことがかなわなくても、患者さんの心に寄り添うことはできます。

それは、僕のように医療にたずさわる者だけの話ではありません。目の前にいる、苦難や心身に痛みを抱えた人に、あなたの持っている時間をひととき差し出す。いのちという時間は、あなたのものだけれど、あなただけのものではない。僕は、だれしもにそういういのちの使いかたができることを伝えたいし、ひとりでも多くの人に、だれかのために自分の時間を使う喜びを知ってほしいのです。

「大きくなったらいのちをどう使いますか」と子どもに聞いて、お父さんやお母さんのように使いたいと言われたら、親はうれしいでしょうね。ところが、お父さんやお母さんは家族のためならまだしも、困っているだれかのために自分のいのちを使っているかというと、そうとも限らないでしょう。これまで自分が、家庭や、学びの場、仕事の場で何を与えてもらったかを振り返りながら、これから自分は何を周りに与えていけるだろうか、と考え行動するのが大人の在りかたではないでしょうか。それを親として、大人として、子どもたちにぜひ見せてほしいと思います。

支え合い、つながるいのち

孤立していてはだめになるいのち

日本には昔から「人生五十年」ということばがありました。実際のところ1950年ごろまでの日本人の平均寿命は60歳くらいのものでした。これほど短期間のうちに、平均寿命を20年近くも延ばした国はほかにありません。

たしかに、70代、80代で充実した人生を送っている高齢者は多くなりました。それは喜ぶべきことです。しかしその一方で、現代の日本の、いのちについての現実はどうでしょう。見渡してみると、喜ばしいことばかりではありません。自分のいのちも、ほかの人のいのちも、かけがえのない大切なものです。あたりまえのことのようですが、今一度、大きな声でそう言わなくてはならないと感じるような出来事が、毎日のように起きています。

虐待によって幼くしていのちを失う子どもがいます。本来なら自分のいのちに替えてでも守るべき子どものいのちを、親が奪うことがあっていいはずがありません。

孤立死はいまや独居老人に限らず、中高年や家族という単位でも起きる事態です。この国のいのちが置かれている危うい状況を浮き彫りにする現実です。

衝動に任せた無差別な殺人も後を絶ちません。「だれでもよかった」という理由を耳にすると、加害者をそのような思いに駆り立てた背景はなんだったのかと考えずにいられません。

突然、理不尽にいのちを奪われた人や、残された家族の無念はいかばかりか。

そして、東日本大震災を通してあらためて思ったことは、いのちはいつ失われるかわからないということです。死が突然やってくるという現実をつきつけられ、まさか自分や愛する者に限っては、といういのちに対する過信を思い知らされました。

自らいのちを絶つ人も増え続け、ことに最近は自殺者の若年齢化が問題となっています。年間3万人もの自殺者を出すこの国には、いのちの大切さを教える教育が欠かせません。それなのに、学校という教育の現場でいじめを苦に自殺をする子どもが後を絶たない。いじめと自殺の因果関係を否定、隠蔽（いんぺい）する学校側や教育委員会の現状が報道されるにつけ、子どもが自らいのちを絶つ理由がうやむやにされていくように感じられてなりません。

自殺する人は、自分の抱える悩みや苦しみに追いつめられて、その苦しみから逃れたくて死を選ぶのでしょう。自分が死んだら家族がどんなに苦しみ、悲しむことになるかとわかっていても、それでも死を選ぼうとする人を止めるにはどうすればいいのか。自分がこの世からいなくなっても悲しむ人などいない、と信じている人の深い孤独感はどうしたらぬぐえるのか。

いのちというのは、孤立していてはだめになってしまうものです。いのちは人とつながって、支え合って、ともにつくり上げていくものでしょう。他者との交流や触れ合いがあって、初めてお互いがいのちの大切さを理解し合い、分かち合うことができる。そのためには、語り合うことがすごく大事だと思います。お父さん、お母さんとも話し合わない、学校でも話し合わない、友だちとも話し合わない、夫婦でも話し合わない。そんな現実が、日本のそここに潜んでいるのではないでしょうか。

人間関係の希薄さが孤立する人間を生み、つまずいたときにだれからも支えを受けられないまま、与えられたいのちをあきらめ、手放してしまうことにつながっているのです。

「きみは大切な人」と伝える

僕が主治医を務めた患者さんから、後年、手紙をいただいたことがあります。そこには、「病気にかかっている人は、健康な人が非常に偉く見えます。立って働いている人が偉く見え、歩いているだけの人も偉いなと思う。威圧感さえ感じるのです」と記されていました。病気そのものの痛み苦しみのうえに、これほど鬱屈(うっくつ)した気持ちを抱えていたら、どれほどかつらいことでしょう。入院している患者さんの中には、健康で元気に人生を謳歌(おうか)している友人や知人にはお見舞いに来てほしくない、という方がおられるのはそういった心理からだと思います。

そんなとき、患者さんにとっていちばん身近にいる医師や看護師は、知らず知らずのうちにことばや態度で患者さんを傷つけることがないように、どれほど配慮しても足りないのです。

長く患い、心身の苦痛とともにある人と、一般の健康な人が住む世界は、別世界と言っていいほどの落差があります。病室のベッドに横たわっていて、上から見下ろされるのはいい気持ちではありませんね。ちょっと傍ら(かたわ)の椅子に座り、寝ている患者さんと同じ目の高さになって話すだけで、患者さんの受け止めかたはずいぶん違う。僕は回診のとき、後輩の医師や看護師にそのことを言い聞かせています。

最初に話したように、僕は医学生時代に肺結核で半年以上も、トイレに立つこともできず、寝たきりの状態が続きました。このとき体が思うままにならないつらさや、病気が治らないのではないかという恐れ、そして自分が世の中から取り残されたような焦りを味わった経験を、よいことであった、神様からの恩寵(おんちょう)であったと悟るのは、僕が無事医師になり、患者さんに接するようになってからのことです。

患者さんの痛みや苦しみ、病と向き合う不安を、頭で理解したつもりになっているのと、実体験として知っているのとでは、大きな違いがあります。僕が医師として、いくらかでも患者さんの気持ちに寄り添えてきたのだとしたら、それはこのときの病のおかげにほかなりません。

患者のことを英語でペイシェント（patient）と言いますが、ペイシェントとは、辛抱強いという意味です。痛みや苦しみが続くと感覚も心理状態も非常に過敏になり、恐れや怒り、迷いを感じやすくなってしまうものです。そんな心身の状態に耐えている患者さんに、さらに医師や看護師がストレスを与えることがあってはなりません。

周りの普通の人々が偉く見え、劣等感を抱いているようなとき、多くの人は悩みや苦しみを、自分からはだれにも打ち明けられないものです。

自分の顔もろくに見てくれないような医師に、どうせ何を言っても聞いてもらえないだろう。いつも忙しそうに処置を済ませていく看護師を呼び止めたら、かえって邪険に扱われないだろうか。ただでさえ迷惑をかけている家族に、これ以上心配をかけたくない。健康な友人や知人にもわかってはもらえないだろうし、弱みを見せて同情されるのもいやだ。健康な人には些細と思われることでも胸に刺さり、やがて心が壊れ、閉ざされてしまうまで、ひとり孤独に耐え続けている人が多いのです。

いじめを受けている子どもも、同じではないでしょうか。

いつまで続くのか、先の見えない、解決の手立てのない状況の中で、だれにも本心を打ち明けられず、疎外感、劣等感、孤独感と闘っている。まだ幼く、やわらかい心が、たったひとりで耐えているのはどれだけつらいことでしょう。助けてくれる同級生もいない、教師にも言えない。あの人だったらわかってくれるだろうか、とちらりと思っても、思い切って打ち明けて笑い飛ばされたりしたら余計に傷つくことが怖い。いじめに遭っていると知られるのが恥ずかしいから、心配をかけたくないから、親にはなおのこと話せない。子どもが親に「大丈夫だよ」「なんでもないよ」と言っても決して安心はできません。

そういうすべての子どもたちに、だれかひとりでもいいから、その子のことに気づいて、ちゃんと見ていてくれる人がいてほしい、と僕は思います。そしてその人が、学校の先生でもいい、近所の大人や、祖父母でもいい。そしてその人が、見守っているだけではなくて、ちゃんとその子どもと同じ目の高さになって、「つらいだろうね。だけど、きみはだれにも替わりができない大切な人なんだよ」と声をかけることに大きな意味があります。ともに耐えてくれる友だちがいれば、なおのことといい。そうすれば、いじめを受けている子どもは、自分がひとりぽっちではないということを支えにして、生き抜けるに違いないのです。

しかし報道を通して知る限り、現代の日本の社会では、それが非常に難しくなっているようです。人の心を育てる教育の現場において、いじめが日常の風景となり、いじめはあっても仕方がないもの、というような麻痺した感覚を、教育関係者が持ってはいないだろうか。子どもたちが、いじめをなくすことをあきらめてはいないだろうか。僕はふと、そんな疑問も覚えます。

僕は声を大にして言いたい。いのちという自分の時間を、人を傷つけることに使うのが、どんなに愚かでもったいないことか。そのことを早くみんなに気づいてほしいのです。

今置かれている現実を受け入れながら、それでもつらい日々をいつか笑える未来へとつなげていく勇気をもたらすものは、「きみは大切な人」と言うあなたのひと言。そのひと言を伝えるために、だれもがいのちの時間を惜しみなく差し出してほしいと思います。

人と人との間にあるもの

人のことを英語でマン（man）と言い、あるいはマンカインド（mankind）と言いますね。日本語でも「人」と言ったり「人間」と言ったりします。「人」という漢字は、ふたりの人間が支え合っている姿のようだ、とよく言われますが、「人間」ということばには、「人」の後に「間」という字がくっついています。じつはこの「間」こそが、人間というものの在りかたを特徴的に示しているものだと思います。人間は社会的な生きものです。ですから、他者との間に結ばれる関係によってこそ、人は人としてこの世に存在することができる。人と人の間にある関係性こそが、その人自身の実際の姿を現しているのです。

中国語で「人間」と言うと、それは世間を意味します。世の中は人と人との関係で成り立っている。「間」や「間合い」を大事にする日本人は、中国から漢字が伝わってきたときに、人間ということばの意味を、世間というよりも、人そのものというふうに受け止めたのでしょう。

僕は10歳の子どもたちにいのちの大切さを伝えるために、小学校を訪ねて「いのちの授業」を行っていると話しましたね。子どもたちに「『人』をほかのことばでなんて言う？」と尋ねると、「人間」という答えが返ってきます。「じゃあ、どうして『人』に『間』という字がつくのかな」と聞くと、みんな「知らない」と答える。そこで僕は白板に、ふたりの人間が互いに腕を伸ばし合い、手をつないでいるところを描きます。そして、「これが人間の『間』だよ」と話します。「人と人とは手をつなぎ合うもの。叩いたり殴ったり、傷つけ合ったりするなんてことはありえないんだよ」と説明するのです。

人と人との間には温かい血液が、目に見えない血液が通い合っている。僕はそう考えています。そして、人と人との間には、同じ空気が流れていて、ふたりとも同じ空気を吸っている。ひとりで、ではなく、だれかと一緒に、同じ空気を吸い、同じ水を飲み、同じ食べものを食べる。それが人間本来の姿です。そういうふうにお互いが交わり合っているのが、本当の人間社会の在りかただと思います。

人間は、自分と周囲の間に壁があると感じるとき、他者を恐れる気持ちが芽生え、自分の殻に閉じこもってしまうものです。そんなとき、たとえ今は一時的に周囲とうまく人間関係を結べなくても、かつて一度でも、だれかと同じ感覚をたしかに共有できていたという記憶があれば、いつか再び一歩を踏み出すことができる。とりわけ子ども時代にそういう絶対的な安心感の中で過ごす経験を持つことが大切です。

親は子どものために、そうした家庭環境を整える責務があります。子どもたちが社会で生きていくための基礎となる人間同士の信頼関係を、身をもって示してほしいと思います。

人に寄り添うということ

僕はこれまで、数え切れないほど多くの患者さんに接してきました。その一人ひとりが、僕を医師として成長させてくれたのだと感じています。

患者さんとの会話は、時に目の前の病気のことから離れ、その方の子ども時代や、趣味の話に及ぶこともあります。自分が好きなことや、懐かしい思い出について語るとき、だれもがいきいきとした表情になるものです。世間では医師の「3分診療」が問題になって久しいですが、僕は極力、こうした対話を大事にしています。患者さんと僕の間に、病気のこと以外の具体的な対話が生まれる。すると、そういうなにげない会話を通じて、単なる医師と患者という関係ではなく、私はあなたのことをひとりの人間として大切に思っていますよ、という気持ちが、なんとなく相手にも伝わるのだと思います。それが、患者さんと医師の間の信頼関係を育みます。

患者さんの話にゆっくり合槌を打ちながら、「世間話」のような会話を交わしていると、その方やご家族が抱えている思わぬ悩みが明らかになることもあるし、また、その解決策がひょんなことでご自身の口から導き出されることもあります。

先にも触れましたが、宗教哲学者、マルティン・ブーバーは、〝創める〟ということだけでなく、僕の生きかたに多くの影響を与えてくれました。

「人間にふたつの自己があり、ひとつは〝私とあなた〟、もうひとつは〝私とそれ〟である」というのもブーバーのことばです。人間には、相手を〝あなた〟と思う関係と、物のように〝それ〟とみなす関係の、ふたつがあるというのですね。医療従事者と患者さんの関係が〝私とそれ〟であってはならない。〝それ〟ではなく、〝あなた〟と思う関係、つまり、親や子ども、夫や妻、恋人や友人に対するときのような気持ちで接し、自分は今、この患者さんに何ができるだろうか、と考えるべきなのです。

これは医療従事者だけの話ではありません。だれもが、自分の身近にいる、苦しみを抱えた人、悩みを持つ人に寄り添い、〝私とあなた〟という関係で、静かな対話の時間を持つことができたら、と僕は思います。

今現在、自分を苦しめる痛みや悩みにとらわれている人は、あなたが分け隔てない気持ちで接してくれるだけで、気持ちが鎮まることでしょう。あなたも、こうしなさい、ああしてみたら、と言うよりも、そっと傍らに寄り添い、その人のことばに耳を傾ける。悩みそのもの、つらい気持ちそのものを語ることばは、その人の口から洩れることがないかもしれません。でも、それでもかまわないのです。饒舌に声をかけるのではなく、ゆっくりとその人のことばを待つ。そして、その人の気持ちが和らぐような話題を見つけておしゃべりをする。そこには相手の心の動きを感じる、ちょっとした直感力も必要かもしれませんね。でも、なにより大切なのは、少しの間でも苦しみを忘れさせ、おだやかな笑顔の時間をつくってあげたい、とその人に寄り添う気持ちなのです。

天皇皇后両陛下が東日本大震災の被災地へお見舞いに行かれたとき、避難所や行く先々で人々に寄り添われる姿について、仙台市長（当時）の奥山恵美子(おくやまえみこ)氏がこう話されています。

「避難所で、被災した方が今のつらい現実を両陛下に訴えるのですが、両陛下はその痛みをしっかり受け止めながらも、決して気休めはおっしゃらない。でも、必ずその方の心が落ち着くようなおことばをかけられるのです。一人ひとりは決して長い時間ではありませんが、みなさん、自分の気持ちを受け止めていただいたと思っているのが、よくわかりました。ともにいて、慰めるということがどれほど大切なことかを深く思っていらっしゃるからこそでしょう」

それは、これまで多くの災害に見舞われた人たちや、病とともに生きる人たちに心を寄せ、ことばをかけてこられたご経験と、お人柄による包容力の大きさと言えるでしょう。その人の痛みを他人事と思わず、我がことのように考える感性があれば、ことばは気休めではなく、真の慰めになりえる力を持つのです。

死から生を考える

長生きしたくないと思うのはなぜ？

僕は、聖路加看護大学（現・聖路加国際大学）の学生たちなど若い人たちに接する機会があると「何歳まで生きたいですか」とよく質問します。すると、とまどったような表情を見せ、ちょっと考えた後で、60歳とか70歳と答える人が多いのです。平均寿命よりはるかに若く、自分たちの親の年齢に少し上乗せした程度の年齢を答える。それは、まだ若い彼らにとって、自分が年老いて死ぬということが具体的にイメージしにくいからでもあるのでしょう。

次に「これまでいのちについて考えたことがありますか」と質問すると、考えたことがあると答える学生はほとんどいません。彼らはひたすら受験勉強や入試を突破することばかり考えてきて、いのちについて考えるゆとりなどなかったと言うのです。なにもこれは学生に限ったことではありません。団塊世代と話していても、「現役でばりばり働いているときにぽっくり死にたい」などと言う人がいて、驚いたことがあります。生きているのがあたりまえで、いのちがいかに大切かということを、じっくりと考えてこなかったのでしょう。

若者が将来に希望を持てず、長生きしたくないと思うなら、そのような社会をつくってきた大人や老人にも、責任の一端があります。

今の日本は、物質的な豊かさを追い求めた結果、効率性や生産性の高さ、便利さなどを中心に置いた価値観が社会を動かしています。だから、物質的な豊かさを享受できないことを、まるで人生の脱落者でもあるかのように感じて絶望してしまう。そればかりか、不況の時代に社会に出た若い人たちは、すぐに結果を出すことを求められています。昔のように時間をかけて人を育てるゆとりが、日本の社会全体から失われているのです。まさにいのちをすり減らすように時間に追われ、それでも仕事がこなしきれず、将来に絶望する若い人が増えるばかりと聞きます。

たしかにいのちは自分自身のものです。ところが日本では、そのいのちがどこから来たのかという教育がありません。一般的には、いのちは親から与えられたものということになるのでしょう。けれども、日本の教育では、努力して自分を磨けばいいという、いわゆる修身論的な考えが続いていて、「いのちを与えられた自分」は何をするために生を受けたのかという考えかたはなかったに等しい。いのちについて深く考える機会が極端に少ないことが、いのちをあきらめる要因にもなっているのです。

いのちの終わりを知っているのは人間だけ

2011年3月に起きた東日本大震災では、数多くのいのちが突然に失われました。言いようのない喪失感とともに、なぜ、あの人のいのちは奪われ、自分は生き残っているのかという苦悩を、ずっと胸に抱え続けておられる方も多いでしょう。その心が癒されるには長い時間が必要です。

被災したうえに急激な生活環境の変化を余儀なくされて、心身を患い、震災後にいのちを失うケースも数多く報告されています。

平和が長く続いた日本では、大切な人のいのちが失われる経験をしたとき、初めていのちとは何かという問いに向き合う人が少なくないと思います。

この世の中のすべてのものには「始まり」と「終わり」がある。人の人生も同じです。その終わりは病に限らず、天災かもしれないし、人災かもしれません。突然の災害や事故に見舞われて、いつ、どんな形で失われるかわからないのがいのちです。

そして、その不条理はだれの身にも共通に起きうることです。

なぜ自分の愛する人のいのちが奪われてしまうのか。それが我が子であれば、できるものなら自分が代わりたいと、残された親の心は引き裂かれんばかりでしょう。

なぜ、に対する答えは残念ながらありません。それでも、死んでいった者のいのちの意味、残された者のいのちの意味を見つけることはできるはずです。その意味を見つけ出すことは、残された者の使命ではないかと僕は思います。

いのちを与えられた地球上の生物には、必ずいつか、終わりの日がやってきます。けれど、その日がやってくることを知っているのは人間だけです。だからこそ僕は今日からでも、生きているみんなにいのちの意味、そして、いのちの使いかたを考えてほしいのです。

「死生観」ということばは、「死」が先にあり、「死」と「生」が同等の比重でとらえられていますね。いのちの尊さ、大切さを考えるということ、それは死を考えることでもある、と僕は思います。それなのに、この国の死生観は、極めて貧しいと思うことが少なくありません。

昔は人の死がごく身近にありました。家で祖父母を看取るのがあたりまえで、兄弟姉妹が多く、大人になる前に病気で死んでしまう子どもも多かった。先の大戦では非常に多くのいのちが失われています。

しかし、僕たち日本人は、死を正面切って話題にしたり議論したりということはしてきませんでした。戦後の一時期はことに死を語ることをタブー視する文化的、社会的な状況が強まった気がします。もっと楽しく明るい未来を夢見たいと思う時代だったのでしょう。

医師が患者さんやその家族に余命を告げるなどということが一般的になったのは、ようやくこの20年ほどのことです。それでも自分がその立場だったら告知を受けたくない、という考えの人が、つい最近まで圧倒的に多かったように思います。

この世に生まれた以上、死を避けることはかないません。すべての人間に対して、これほど公平なものはないと言えるでしょう。それならば、死を遠ざけ、年老いて死が間近に迫るまでは他人事（ひとごと）という考えかたと、子どものころから死について教え、学ぶべきだという考えかたの、いったいどちらが望ましいでしょうか。死に直面して、あきらめとして死を受容するのか、人生の早い時期から自分なりの答えを探そうとするのか。その違いが、死に向かってネガティヴに生きるか、ポジティヴに生きるかという、いのちという時間の使いかたに対する大きな姿勢の違いを生むのだと思います。

この、自らの死に向き合い、死ぬまでの時間をどう生きるかを考える学問が「死生学」です。英語ではサナトロジー（thanatology）と言い、サナはギリシャ神話の死の神、タナトスに由来します。つまりサナトロジーとは、本来は死の学問、「死学」なのですが、日本語にするとき、それではあまりに直截（ちょくせつ）的だというので「死生学」と訳したのですね。この、死と生は表裏一体、ひとつのものだ、という考えかたは、きわめて日本的で、禅の哲学に近いものと言えるでしょう。

死を学び、生を知る

長年、日本で「死生学」の普及に努めてきた上智大学名誉教授のアルフォンス・デーケン神父は、死には4つの側面があると言います。肉体的な死、心理的な死、社会的な死、文化的な死です。

老齢の親が終末期のがんで入院しているというのに見舞いにも来ない子どもたちがいて、見かねた看護師が電話をしても、仕事が忙しいという理由で来ないような場合、その患者さんは「肉体的に死ぬ以前に、社会的な死を味わっていると思う」とデーケン神父はおっしゃいます。

また、学生に「ご両親は、どこで最期の日々を過ごしたいか、どのように死を迎えたいと考えているのか」を話し合う宿題を出したところ、初めて親子の深いコミュニケーションが生まれたと言う学生が多かったという、とても興味深い話をうかがったこともあります。

これがデーケン神父が提唱するデス・エデュケーション（死への準備教育）です。

デーケン神父の祖国ドイツでは、中学・高校時代からデス・エデュケーションが行われ、終末医療の在りかたや、葬儀の意味などについて学ぶと言います。そして、たとえば自分だったらどの程度の延命治療を望むのか、脳死状態になったときには臓器提供を望むのかなど、自分らしい最期の迎えかたについて考えます。

デス・エデュケーションは、決してネガティヴなものではなく、いつの日か、自分自身の死と、大切な人の死に直面するときのための備えです。いかに死ぬかを考えることによって、自分に与えられたいのちという時間を、いかによりよく生きるかを考える、じつは「ライフ・エデュケーション」にほかならないのです。

僕も学生に対して、こんなデス・エデュケーションをします。

「今あなたのお母さんが急死したという連絡があった。あなたは長女でひとり娘だから、すぐ家に帰って、お母さんの友人その他にそのことを連絡しなければならない」

そう言って、学生に母親の死亡通知書を書かせるのです。若い時代に身近な人の死を経験することが少ない現代では、このようなシミュレーションを無理にでも行わなければ、なかなか死について真剣に向き合う機会はありません。

最近、話題になっているエンディングノートはどうでしょう。これは自分に万が一のことがあったときのために書き残しておくノートだと言います。経歴、思い出、介護についての希望、医療についての希望、葬式についての希望、墓、納骨についての希望、財産の記録、家族や親戚、友人へのメッセージ……遺言として書いていくうちに、自分の人生を振り返る機会にはなるかもしれません。

しかし大切なのは振り返ることではなく、自分のいのちの時間を使って、これから何をなすべきかを考えることです。生きることを忘れないでください。

いのちの尊厳に触れる

「死は子どもに見せるべきではない」という考えかたは、僕はよくないと思っています。子どもは病院に連れてくるなとか、病棟には入れないという病院もありますが、聖路加国際病院は、子どもが病棟に来ても、終末期のホスピス病棟に来ても、歓迎しています。

家族や大切な人が、病やつらさの中で生きる姿に触れることは、子どもにとっても患者さんにとっても、かけがえのない時間になるでしょう。

もしかすると、患者さんの衰弱している姿にショックを覚える子どもがいるかもしれません。それでも、それがいのちという時間を刻々と生きる姿だと知ることは大切です。できれば、手を握って互いの体温を感じてほしい。子どものいのちは、生きるエネルギーとなって必ず患者さんに伝わりますから。

僕が毎週回診しているホスピス病棟では、いよいよがんの末期というときに、家族や友人の方を呼んでもらいます。

これまでの日本の病院は、血圧が下がって臨終が近づくと、ご家族はみなさん病室から出ていってください、とお願いするのが普通でした。もう助からないことがわかっている患者さんに、医療処置という延命行為をするためです。そして、その効果なく患者さんが息を引き取ると、それから家族を病室に招き入れるのです。結局、死に目に会えません。患者さんが旅立たれるとき、本来、いちばん近くにいてほしい人たちが最後を看取れないのはおかしな話だと、僕はずっと思ってきました。だから聖路加国際病院では、痛み止めや出血を抑えるなどの処置をするときでも、子どもを含め、家族にはそばで見守ってもらいます。

まだ患者さんが意識のあるときに、僕は言うのです。「あなたは今、病気が非常に重いので、ご家族やお友達がお別れに来ていますよ。握手してあげてください」と。そして一人ひとり、患者さんの手を握ってもらいます。口が渇いていれば、水で濡らした綿棒で患者さんの口を湿らせてもらいます。喉が渇いている患者さんは、綿棒の水をチュッと吸い込み、安堵したようなほほえみを見せることもあります。たとえことばを交わすことができなくても、意志や気持ちは伝わります。

こういう、大切な人と心が通い合うチャンスが、人生が閉じられようとする間際まで、人間には残されているのです。

いのちを生き切って旅立とうとする人との最後の触れ合いは、きっと心に刻まれ、子どもにとっても生涯の宝物になるでしょう。看取りという経験は、子どもにいのちの尊厳や、いのちが消える不思議さ、さみしさを実感させ、人として大きく成長を遂げるきっかけを与えるはずです。

耐えた経験は必ず生きる

生きているだけで価値がある

孤立死は大きな社会問題になっています。世の中には、自分から社会との縁を切り、殻に閉じこもっているように見える人がいます。しかし、その人だって何か人間関係に傷つくことがあって、人と関わることを避けるようになったのかもしれません。そういう人は、また何かのきっかけによって、自分の意志で人と結びつくことができるはずです。

その点、認知症を患った高齢者の孤立死は、本当に気の毒なことだと思います。たとえふたり暮らしでも、一緒に暮らしている家族が急な病気などで突然亡くなってしまうと、介護を受けていた認知症の高齢者も亡くなって発見されるというケースをよく耳にします。ひとりがひとりを支えるのでは、もしものときには共倒れになってしまう。やはり社会全体として支えないと、これからも孤立死を防ぐことは難しいでしょう。

ただでさえ高齢者は孤立しがちです。それが認知症となると、ますます孤立してしまう。認知症の人は周りとうまくコミュニケーションをとることができません。ですから介護施設に入所していても、介護する職員をはじめ、周囲がよほど気をつけないと、話しかけられず、置き去りにされてしまうということが起こりえます。

けれども認知症を患い、記憶力や判断力が衰えて、ついさっきのことがわからなくても、その人のいのちは、その人の「今」を生きています。たとえ会話のキャッチボールができなくなったとしても、「おはよう」と声をかければ「おはよう」と返せるし、何かしてもらったときに、たとえその相手がだれなのかわからなくても「ありがとう」と言える人は多いのです。愛情をもって話しかけたり、その人が好きだった音楽を一緒に聞いたり歌ったりすることで、その人の「今」を満たすこともできるでしょう。それで病気の進行が抑えられたという事例も報告されています。自分では何もできない、一日中ベッドの上で過ごし、介護を受け、人様に迷惑をかけるばかりで生きている価値がない、と思い込んでいる高齢者が多いとしたら、非常に不幸なことです。その人がどんな状態であれ、ことばのやりとりが思うようにかなわない状態であったとしても、それでもその人に生きていてほしい。少しでもうれしい、楽しいと感じる瞬間を持ってほしい。そう思う人が、介護を担当する人をはじめ必ずいるはずです。

役に立つか、立たないかでいのちを判断しようというのがそもそも間違いです。人は黙ってただ存在していること、それ自体が大きな意味を持ちます。「いのちの尊厳」ということばの真の意味を、僕たちはもう一度考えるべきです。

高齢化が進み、今後、介護の必要な方がますます増えていくことは間違いありません。そのとき周りができることは、その人の「今」をありのままに受け入れること。自分がそうありたいと思うように、その人が「今」をよりよく生きようとする手助けをすること。そして、いつかは、自分にも巡りくるかもしれない状態を、その人の「今」から学ばせてもらうこと。すべては自分に返ってくる。僕はそう思います。

天を見上げる魂のポーズ

１０１年になろうという僕のこれまでの人生には、試練と言える経験がいくつもありました。これからも自分の使命を遂行していく途上で、何が待ち受けているかわかりません。しかしどんな困難な状況にあっても、そしていつか必ず訪れる死と向き合うときでさえ、僕は希望を持ち続ける力を失いたくはありません。

世の中には、希望を持つことなどできない、と訴える人も少なくありません。さまざまな悩みを抱えている人ばかりでなく、傍（はた）から見ればなんの問題もなさそうに思える人でも、だれもが希望とともに生きているわけではないようです。

人生は時として、不幸としか思えない、避けられない事態に見舞われるものです。病気や怪我、仕事や家庭の問題……東日本大震災のような数百年に一度の確率で起こる天災や、その後の福島県の原発事故のように、思わぬ災害に巻き込まれることもあります。

そんなとき、僕たちは激しくショックを受けます。解決策が見当たらないことに絶望し、どうして自分がこのような目に、と何かを恨みたくもなるでしょう。首はうなだれ、もしかしたらがっくりと膝をついてくずおれてしまっているかもしれない。しかし僕は、そういうときこそ頭を上げて、天の一角を見上げなさい、と言いたいのです。

今、直面している現実は厳しいけれど、その先には未来があると信じて上を向こう。実際の視線は地をさまよっていても、僕たちの心の目は、高いところを望んでいるのです。

僕はいつも、この天の一角を見上げるポーズをとることで、苦境に耐えてきたという実感があります。それは「魂のポーズ」とも言うべきものです。

僕たちは日々の生活の中で耐え難いことにしばしば遭遇し、さまざまなストレスを感じますが、そのようなときこそ心のスイッチを切り替えて、この魂のポーズをとってみるのです。そしてたとえ目に涙があふれていても、こぼれ落ちないように、上を向く。あの『上を向いて歩こう』という歌の歌詞のように、どんなに苦しいことが続いても、上を向いて、いつか来る雪解けの日を待ちながら、耐え忍ぶのです。

作家の太宰治（だざいおさむ）（１９０９〜４８）は、遺作ともいえる小説『桜桃（おうとう）』の冒頭に、「われ、山にむかいて、目を挙ぐ」ということばを、旧約聖書の詩篇第121から引用しています。この後には本当は「我が救い、いづこより来る」という一節が続くのですが、太宰はこれを省略してしまっています。彼の作品を読むと、聖書を非常によく学んでいたことがわかります。しかし彼は、心の目で山を仰ぎ見ても、山に雲がかかったかのように、そこに頂を見ることができなかったのでしょう。必ずいつか救いが訪れることを心の中に感じられず、自ら死を選んでしまったのではないでしょうか。

一方、ヴィクトール・フランクルは『それでも人生にイエスと言う』という著書の中で、困窮や死、病や不条理で非常につらいことがあっても、人間は人生にイエスと言うことができると書いています。

人生に苦難はつきものです。その苦難を避けて逃げるのではなく、苦難に対してノーと言わないようにしよう、イエスと言って引き受けていく覚悟を持とう。魂のポーズをとって、心の目で未来を見つめ、救いの日が訪れることを信じよう。そういう姿勢が、困難の中でもいのちをあきらめずに、希望を持ち続ける力を与えると知ってほしいのです。

耐える心の強さ

ラインホルド・ニーバー（1892～1971）という神学者が、マサチューセッツ州の小さな教会の牧師だったときに唱えたという、アメリカでは「ニーバーの祈り」としてよく知られた祈りがあります。何かが降りかかってきたときに、もしそれが避けられないことであるならば、耐える力を私たちに与えてください、という祈りです。

神よ、
変えることのできるものについて、
それを変えるだけの勇気をわれらに与えたまえ。
変えることのできないものについては、
それを受けいれるだけの冷静さを与えたまえ。
そして、

変えることのできるものと、変えることのできないものとを、
識別する知恵を与えたまえ。

大木英夫訳

変えることのできないものを受け入れるためには、耐える力が支えとして必要です。折れそうな心を支え、一日一日を耐えていくことが、小さな希望の芽を育て、やがて希望とともにあきらめずに苦境を耐え抜く、大きな力になっていくのだと思います。

人生は山あり谷ありの連続ですが、救いというものは苦難の先に必ず訪れます。しかしそれは、陰に隠れていて見えないことがある。ちょうど登山の途中で吹雪に遭って、道が見えなくなってしまうようなものです。そのときに、無理に前に進もうとしても、迷ってしまいますね。場合によってはいのちを失うことだってあります。そういうときは、穴を掘って、一晩でも二晩でもじっとそこで待つのです。そしていつか空が晴れたら、下山する道が目の前にあるのが見えてくる。だからそういう苦しいときには、とにかく耐えて時を待つこと。神様は苦難を避ける道を必ず与えてくださると信じて、待つことです。

予期せぬ災難に見舞われることが不幸なのではなく、そのときに、希望を見失ってしまうことが不幸なのだと、僕は思います。

人間は、希望を胸に抱くことができなくなると、いのちをあきらめてしまいがちです。このつらい状況が終わることなく永遠に続くと思えば、それは耐えがたいに違いありません。しかし、嵐や逆風はいつまでも続くわけではない。いつか必ずやむ日が来る。ですから、その日を信じて、じっと耐える。困難の時期を耐え抜くことが大切なのです。

希望を持つ力とは

僕にはいつも希望があり、歓(よろこ)びを感じて生きています。

希望を持ち続けるために、僕はいつも自分の日常生活の中から、今、何を「目標」とするかを考えます。その目標はどんな些細なことでもよいのですが、目標が決まったら、それを達成するためにどんなことをすればよいかイメージを膨らませます。

たとえば今なら、僕は100歳を過ぎたのですから、もっと自由に伸びやかに生きようという目標を持っています。そのひとつの表現として、新しい髪形にチャレンジすることにしました。髪を伸ばして、僕が尊敬する東洋人として最初のノーベル文学賞を受賞したインドの詩人、タゴール（1861〜1941）のように肩より長くしてみようかしらとか考えていると、楽しくなってきて、そこに「楽しみ」が膨らんできます。人から見るとつまらないことかもしれませんが、目標を決めたら、人がなんと言おうと、どんなにつらくてもやり抜く決心をします。

自分の決めたことをやり抜いたときの歓びは、味わったことのある人にしかわかりません。そういう歓びが、僕たちの生活の中には必要だと思います。最初から壮大な目標を立てなくてもいい。生活の中の、小さな目標でかまいません。ささやかな歓びの積み重ねが希望の芽を育て、あなたの日常の生活を豊かにしていくのです。

希望があなたとともにあれば、それが明日を信じて生きようとする力になります。

僕は、末期がんの患者さんに、入所しているホスピスの庭に球根を植えて、花を育ててもらったことがあります。毎朝、彼女が水をやると、やがてすくすくと伸びたチューリップの蕾（つぼみ）が膨らみ、花を咲かせる。美しい花は、それを眺める人にも潤いを与えます。自分が手をかけることで、花が咲いて、だれかを喜ばせることができる。ささやかな成果であっても、そのことが自信となり、彼女にとって未来につながるたしかな希望になったのです。

僕が尊敬している心理学者であり、ドイツの教育学者であるエーリッヒ・フロム(1900〜80)は、希望と欲望は違うと述べています。何が違うのかというと、「欲望(desire)」というのは「持つ(having)」ことで、勲章とか資産とか名誉といった何かを持ちたいと思うことです。それに対して「希望(hope)」というのは、「持つ」のではなく、「あること(being)」です。自分がどうあるかということなのです。

あえて加えるなら、僕は希望というのは自分の中にある「耐える心」だと思います。今は苦しくても、いつか光が見えてくることを信じて待つ心だと思います。神様は人に病むこと、つらいこと、苦しいことなど、いくつもの試練を与えました。でも、時間の経過や人との触れ合い、そして自然とのかかわりを通して、耐える心が育まれる計らいもしておられます。そういういくつもの経験を通して僕たちの心が支えられ、明日を信じて今日を過ごすことができる。それが小さな、しかし大切な希望となり、いろいろな困難にぶつかったとき、希望を持ち続ける力になるのだと思います。

終わりよければすべてよし

川の流れは、雨が地中にしみ込み、泉から水が湧き、小さなせせらぎとなって、やがてそれが大きく広い川となり、海に注ぎます。川が海に近づくと、満ち潮のときには川の水に海の水が流れ込みます。淡水と海水の両方が混じってしまう汽水域(きすいいき)というものです。僕は最近、死に近づくということは、汽水域のようなものではないかと思うようになりました。川の上流は「生」、生きている水なんだけれど、それが河口になると死の水が流れ込み、生の水と死の水とが一緒に混じり合っている、そんなふうに考えたのです。

僕は90歳で『生きかた上手』という本を出すとき、本当は『死にかた上手』という本を書いてもいいですよ、と言いました。でも出版社の社長さんに、そういう題名じゃ売れませんよ、と言われてね。それなら『生きかた上手』にしますが、僕の頭の中では「生きかた上手」と「死にかた上手」は同じ線上にあるんですよ、という話をしました。僕は今、その当時よりももっと、その感じを強く持っています。

生と死は連続したひとつのもの、根本は同じものです。よく生きることがよく死ぬことにつながります。

神谷美恵子（かみやみえこ）さん（1914〜79）は、精神科医としてハンセン病患者に寄り添って生きるという自分のミッションに気づき、ギリシャ古典文学研究の世界から医師に転向された方です。心臓病を患い、1957年から15年間勤めたハンセン病患者の療養所を退かれ、その後、65歳で亡くなられるまで、入退院を繰り返す闘病生活を送られました。神谷さんは死の迫ったころに次のような詩を書いておられます。

残る日々

ふしぎな病を与えられ
もう余り生きる日の少なきを知れば
人は一日一日を奇跡のように頂く
ありうべからざる生として

まだみどりも花も見ることができ
まだ蓮の花咲く池のほとりをめぐり
野鳥の森の朝のさわやかさを
味わえることのふしぎさよ

神谷美恵子『愛生』第34巻第2号より

病に苦しみ、自分の死が間もなく訪れることを知りながらも、静かにそれを受け容れ、病の身にあってなお自分の存在意義を感じた神谷さんは、いのちという時間を与えられ、その時間を他者に捧げることができたことに感謝して亡くなられたのです。

たとえ苦境の中でも、与えられたいのちに感謝して、最後に「ありがとう」と周囲の人に言うことができれば、その人は人生に勝利したのだと僕は思います。「終わりよければすべてよし」と言いますが、人生の99パーセントがつらくても、最後の1パーセントがよければ人生全体はよかったと考えられる。だから、今までつらかった、不運だったと思う人もあきらめないでください。苦労したまま死んではいけません。自分の人生は失敗の連続であった、そう思っている人も、最後に自分の人生と和解することができる。死は、あなたがどう生きるかということを示す、残された最後の機会です。

ただし、自殺の場合には人生の勝利とは決して言いたくありません。いじめで自殺する子どもが最後のことばを残すとき、親への感謝をつづることが多いといいます。残された親からすれば、あまりにもせつなくやるせない感謝のことばでしょう。与えられたいのちを使う喜びを知ることもなく逝ってしまった我が子を思い、親は苦悩に引き裂かれ、そして周囲のだれもが罪悪感を抱えて生きていくことになる。子どもに限らず、自らいのちを絶つ前に、自分のいのちの使命は何かを考えてほしい。その使命に気づくことで苦難の中にも未来を見つけ、生きるよすがが生まれるのです。

僕たち人間には、たとえ長寿の老人であっても、人生の終わりが必ず来るものです。人生を去る最期の時をどう持つかということを、美しい詩にしたのはタゴールでした。タゴールが80歳で亡くなる3か月前に、病床で書いた詩を紹介しましょう。

こんどのわたしの誕生日に
わたしはいよいよ逝くだろう。

わたしは身近に友らを求める――
彼らの手のやさしい感触のうちに
世界の究極の愛のうちに
わたしは人生最上の恵みをたずさえて行こう。
今日、わたしの頭陀袋は空っぽだ――
与えるべきすべてをわたしは与えつくした。
その返戻にもし何がしかのものがあれば
いくらかの愛といくらかの赦しが得られるなら
わたしはそれらのものをたずさえて行こう――
終焉の無言の祝祭へと渡し船を漕ぎ出すときに

『タゴール著作集』第2巻「詩集Ⅱ」森本達雄訳

死が迫っているときに、それを受け容れることは、いのちをあきらめてしまうことではありません。そうではなく、迫り来る死を見つめながら、最後の一瞬まで自分らしくあろうとすることこそ、いのちをあきらめず、与えられたいのちという時間を使い切ることなのです。

僕たちは、先天的に死の遺伝子を持って生まれます。死は、すべての人の体の中に組み込まれています。どんなに医学が発達しても、結局、最後には死が勝利し、医学は敗れる。あるいは、その終わりは天災かもしれないし、人災かもしれません。死は必ず訪れるものであるなら、周囲の人たちに、そしていのちという時間を与えられたことに、感謝の気持ちを持ちながら、静かな心で最期の時を迎えたい。僕はそう思っています。

ネガティヴな経験をポジティヴな生きかたに

高齢社会を見据えて発足した「新老人の会」が掲げるスローガンは3つあります。「愛し愛されること」、「創(はじ)めること」、「耐えること」です。人生において、愛し愛されることは、言うまでもなく大切なことです。いくつになっても何かを創めることの意味については、先にお話ししましたね。3つ目の耐えることというのは、少しピンと来ないかもしれません。

耐えるということは、たしかに地味なことです。人が何に、どう耐えているかということは、目には見えず、外からはわかりにくいものでしょう。しかし非常に大切なことであるから、僕は３つのスローガンのひとつに掲げています。

困難のときに、運が悪かったとあきらめて不運を嘆き続けることと、胸に希望を養いながらじっと耐え続けることは違います。人が生きていくうえで、何かにぶつかったとき、それに耐えることができるか、できないか、あるいはどのような姿勢でいかに耐えるかということが問われるのです。

困難に耐えようとしている人のよき理解者となり、希望を見出す手助けをすることができるのは、自分も耐えた経験を持つ人です。僕が10代と20代で経験した闘病生活は、たしかにつらいものでしたが、僕は病に耐えたからこそ、医師として、患者さんが希望を持って生き抜くための、力になることができたような気がしています。

耐える経験によって、人は救いを求めている人のよきサポーターになることができます。耐えることで感性は磨かれていくから、受難を拒絶してはならないと僕は考えます。

心も体も元気なとき、人間は自分の内面を深く考えようとはしないものです。病を得たり、何かにつまずいたりしたとき、初めて自分のこれまでを振り返り、自分の内面に向かって下りていく。このときが人として、いのちについて、その使いかたについて考える、好機なのです。いつかだれかのために、あなたの持っているいのちという時間を差し出すときに、あなたの耐えた経験が必ず生きる。ですからそのためにも、耐えることをあきらめてはなりません。

苦しみに耐えたことのある人は、今、同じ苦しみに打ちひしがれている人の気持ちに共感できるようになります。自分の経験を話すこともひとつの方法ですが、苦しい心情を察して、そうだね、そうだねと深くうなずくだけでも相手の心は少しだけ軽くなり、やがて、その人が希望を見出す手助けができると僕は思っています。

そしてひとつ言い添えたいのは、何かの痛みを知る人は、その同じ痛みについてはほかの人よりもよくわかっているけれど、別の痛みについてはわかっていないかもしれないということです。常に他者の痛みに、想像力をもって、謙虚に寄り添おうとする態度を忘れてはならないと思います。

つらい経験は、つらかったから忘れようというのでなしに、ただ不満をむき出しにするのでなしに、不満の中にこそ大いなる力が、救いが潜んでいるものだと、特に若い人には言いたいと思います。

今の若い人は、戦中戦後を生き抜いた世代より、我慢強くないのじゃないかしら。若者はすぐキレる、ということが取りざたされるようになって久しいですね。理不尽なことに声を上げることは必要です。しかし、キレてはいけない。耐えることによって、心の豊かさがつくられます。

耐える経験が人を成長させると言っても、自分から求めて病気になったり不幸になったりすることはできません。ですから、誤解を恐れずに言えば、東日本大震災のような、普通に生きていれば遭遇しないような大惨事を経験した人は、その経験を大切にしなくてはなりません。そして、一見ネガティヴと思われるような経験が、じつは人間の成長や発展に、非常に大きな意味を持つということを、みんなが感じるようにしなくてはならない。自分が経験したことを、決して自分の中で風化させず、その意味を、自分の使命として絶えず問い続けなくてはならない。これは、僕が経験したことからも、身をもって言えることなのです。

人生を変える
希望のメッセージを
あなたへ

人生は失敗ばかり、後悔ばかり、
という人ほど
いのちの使いかたがあるのです。

与えられた いのちの使いかた

だれかのために使ういのち

きっかけになったハイジャック事件

自分のいのちの使いかたについて、僕は早くから今のように自覚的に考えていたわけではありません。転機が訪れたのは、58歳のとき。偶然遭遇した、赤軍派による「よど号」ハイジャック事件がきっかけでした。

僕の100年の間に、生きかたを大きく転換する契機となったこの事件のことは、これまでも話したり書いたりしてきたので、ご存じの方も多いでしょう。でも、若い人たちにとっては生まれる以前の昔のことだから、もう一度、日本における最初のハイジャック事件についてお話しします。

それは1970（昭和45）年3月31日のことでした。その日僕は、日本内科学会の総会に出席するために、東大医学部の吉利和内科教授とともに朝7時に羽田を飛び立った始発の日航機、通称よど号で福岡に向かっていました。当日は天候がよく、順調に富士山の噴火口の真上を通過したときのことです。突然、日本刀を抜いた若者が、ほかの仲間と同時に座席から通路に立ち上がりました。共産主義者同盟赤軍派を名乗る彼ら9名の若者たちは、自分たちがこの飛行機をハイジャックしたと宣言し、日本刀を振りかざして北朝鮮に向かうようにと機長に命じたのです。

彼らは、日本の資本主義に対し、武装した労働者たちが国家打倒のために蜂起せねばならないと妄執していました。狙いは北朝鮮に亡命し、そこで革命戦術を学び、東京で革命を起こすことでした。

ハイジャックの宣言後、僕たち122名の乗客と客室乗務員は、全員、手を縄で縛られました。まだ事態がよく飲みこめないまま、とっさに僕がした行動は、自分の脈を診ることです。「大変なことになった」と僕は動揺していたと思います。たしかに脈はいつもよりちょっぴり速かった。普段なら70より少し下くらいなのに、そのときは80を超えていましたからね。ほかの乗客はどうだろう。僕は医者だから、それが気になって、ほかの人の脈も診てみたかったのだけれど、隣の女の人の手をいきなり握ったらおかしいでしょう。だから、それはできませんでしたが、そのとき自分はつくづく医者なんだなあ、と思いました。

ハイジャック犯は、北朝鮮に向かうことを要求したけれど、機長が機転を利かせたのでしょう。北朝鮮までの燃料が足りないとの理由で、一旦、福岡の板付（いたづけ）空港に着陸しました。燃料補給の間に続けた警察や機長の説得によって、子どもと女性、そしてお年寄りは飛行機から降ろされ、解放されました。

夕刻、残された僕たち乗客を乗せたよど号は、板付空港を離陸しました。赤軍派の命じるままに北朝鮮の平壌（ピョンヤン）に向かっているはずでしたが、それは偽りで、実際に機長が向かっていたのは韓国の金浦（キンポ）空港だったのです。空港に着いたときにそのことがわかった僕は、隣の人と目を見合わせて、「助かった!」とひそかに喜びました。

赤軍派のリーダーである田宮高麿（たみやたかまろ）は、てっきり平壌に着いたと思い、一旦飛行機の扉を開け、降りようとしたそのときです。いちばん若い17歳の若者が、「外にフォード（注・アメリカ車）が走っている! シェルのガソリンスタンドが見える。ここは北朝鮮ではなく金浦空港だ、だまされるな！」と叫びました。田宮はすぐに扉を閉め、操縦室へ飛び込みました。彼らはだまされたことに憤慨し、「我々はダイナマイトを持っている、いつでもよど号を爆破できる！」と叫んだのです。

約１００名の乗客は、人質としてそのまま拘束されてしまい、この先いつどうなるかわからない、死ぬかもしれないという緊迫した状況になりました。

胸に響いた「一粒の麦、地に落ちて死なずば」

そのとき僕の手元には、ドストエフスキーの『カラマーゾフの兄弟』がありました。よど号が板付空港を飛び立ち、朝鮮海峡を渡るころ、彼らが、平壌までは時間がかかるので、自分たちが機内に持ち込んだ読みものを読みたい人がいれば手を挙げるように、と僕ら乗客に言ったのです。金日成（キムイルソン）の伝記や、親鸞（しんらん）の伝記、伊東静雄（いとうしずお）の詩集など、読み上げられた本のタイトルの中に『カラマーゾフの兄弟』がありました。学生時代、結核の闘病中に読んだことのある小説です。僕はそれを貸してほしいと手を挙げまし

た。ロシアの小説って、登場人物の名前が長くて、覚えるのが大変でしょう。だから
この本をゆっくりゆっくり読んでいけば、これから拘束が長引くかもしれないけれど、
少しでも心を鎮めて過ごすことができる、と思いました。
　金浦空港に着いてから、日本の政府と赤軍派との間で折衝が始まったものの、いっ
こうに解決しません。昼間はまだ安全だけれど、夜はもしかしたら韓国軍の部隊が突
入して、何が起こるともわからない。だから僕は夜のほうが怖い、と思って、昼間は
トロトロと眠り、夜はずっと眠らずに『カラマーゾフの兄弟』を読み続けました。
　その扉ページ、冒頭に引用してあったのが、聖書の一節でした。
「一粒の麦、地に落ちて死なずば、唯一つにてあらん、もし死なば、多くの実を結ぶ
べし」（ヨハネによる福音書第12章24節）
　僕はそれを読んだときに、僕のいのちのことを考えました。
　もし夜間、韓国軍の部隊が操縦室に突入して、赤軍派たちを撃破しようとすれば、
彼らはダイナマイトで自爆するでしょう。乗客は、巻き添えになるに違いありません。
僕のいのちはこれで終わり、このまま僕の寿命は尽きるのかもしれない。そのような
心境のときに読んだこの聖句は、僕の心にじーんと響いたのです。

一粒の麦が地に落ちれば、そのひとつのいのちと引き換えに、大きな実りが約束されているのだと言う。それでは、今ここで僕のいのちが失われたとしたら、自分の死は、果たしてその麦のように多くの実りをもたらすことができるのだろうか。僕はそのことを自分自身が問われているように受け止めたのです。

それにしても、僕がやることはいつもどこかほかの人と違うようです。ハイジャック犯が本を読みたい者はいるか、と尋ねたとき、縄で両手首を交差させて縛られたまま、ハイ！　と手を挙げたのは100人もの乗客の中でたったひとり、僕だけでした。

与えられたいのちに気づく

幸いに、当時の運輸政務次官、山村新治郎（やまむらしんじろう）氏が別の飛行機で金浦空港に到着し、自分が身代わりとなってよど号で平壌に向かうから乗客全員を解放するように、と折衝を続けた結果、乗客は無事、解放されることになりました。僕たちは全員、金浦空港に降ろされ、日本に送り帰されるのです。拘束されてから4日目の夕方でした。

いよいよタラップを降りて、金浦空港の地面に足をつけた瞬間、無事生還した感激とともに、「僕は再びいのちを与えられた」という感慨が強く湧き起こりました。もしかしたら死んでいたかもしれない自分は、生きているのではなく、生かされているということを初めて心から理解したのです。

ちょうどその前の年、アポロ11号が月面着陸に成功していました。アメリカの基地に帰還した宇宙飛行士が、宇宙からあんなに美しく見えた地球上で、人類はどうして戦争をしているのかと考えるうちに、宗教家や牧師になった人もいると聞いたことがありました。それと同じような気持ちを抱いたのでしょう。これからの僕は、与えられたいのちを生きる僕なのだから、だれかのためにこのいのちを捧げよう、そういう気持ちが自然に湧いてきたのです。

一時は失われることも覚悟したいのちが再び与えられ、こうして地球の地面を踏むことができた。僕はその恵みに対して、自分の名誉などのためではなくて、人のために何かをすることこそが使命だ、と素直に思いました。

僕の人生を変えた決定的な瞬間でした。

僕は、靴底で金浦空港の土を踏んだ瞬間の、あの足の裏の感覚を、今も強く感じることができます。空港で地に足をつけたそのときから、僕の新たな人生が始まったと言っていいでしょう。それまではまだ、医師として、研究者として世に出たい、業績を上げて認められたいという欲があったと思います。それまでが第一の人生だとしたら、その後の第二の人生は、僕にとって第一の人生とは比べようがありません。それほど大きな転機が、当時、人生の後半戦も半ばに差しかかったと思っていた58歳の僕に、突然訪れたのです。

自宅に戻ると、安否を気づかってくれた、たくさんの友人や知人から届いたお見舞いの花があふれていました。その人たちにお礼状を出そうということになって、僕が感謝の気持ちをつづった後に、妻の静子が添えたのが、次のことばでした。

「いつの日か、いづこの場所かで、どなたかにこのうけました大きなお恵みの一部でもお返し出来ればと願っております」

僕は、この一文を読んだとき、妻がこういうことばを書く女性だということに、非常に心を打たれました。僕がハイジャック事件から生還して考えたことを、ふたりで詳しく話し合ったわけではないけれど、妻も同じ気持ちを持っていて、それを真摯(しんし)なことばで表してくれたのです。

それからは、このことばが第二の人生の指針となりました。与えられたいのちをどう返すかという気持ちで40年以上がたち、現在の僕の仕事はすべて、ボランティアで務めています。

「ペイ・フォワード」への新しい一歩

日本人は、普段お世話になっている人にお中元やお歳暮を贈ったり、何か特別な恩を受けたときにはお礼をしたりします。それは、善意や親切を受けた人に、その恩を直接返す「ペイ・バック」という考えかたです。

一方、だれかから受けた恩を、別のだれかに返していくというのが、「ペイ・フォワード」という考えかたです。

僕がハイジャック事件に遭遇してからずっと後のことですが、2000年にアメリカで『ペイ・フォワード（Pay it Forward）』という映画が公開されました。主人公はアルコール依存症の母親と暮らす少年です。少年を虐待した父親は離婚して家を出ていってしまっています。ある日担任の社会科の先生が、「もし自分の手で世界を変えたいと思ったら何をする?」とクラスの生徒たちに質問します。そこで主人公の少年が思いついたのが「ペイ・フォワード」。自分が受けた親切や善意を、その人に返す代わりに、他の3人に返すことで、世の中を変えるというのです。そして彼は自分がペイ・フォワードする相手を探し始めます。

僕がハイジャック事件から生還して始めたのは、まさにこの「ペイ・フォワード」な生きかたです。生かされて再び与えられた自分のいのちを、どうやって使うかということに真剣に向き合い、ペイ・フォワードを行動に移すための新しい一歩を踏み出したのです。これからは、これまで自分と無縁だった人に、自分の持つ力を捧げよう。それが僕のいのちという時間を使って果たす使命になりました。

ペイ・フォワードを意識すると、出会いの幅が広がります。恩を受けた相手との一対一の関係で終わるのではなく、この恩を、だれに、どんな形で返そうかと考えることで、縁を結ぶ機会も相手も増えていきます。

東日本大震災では、阪神・淡路大震災や新潟県中越地震などで被災し、ボランティアの善意に救われた経験を持つ人たちが、進んで東北の被災者たちに支援の手を差し伸べました。これもペイ・フォワードのひとつの形と言えるでしょう。

ひとりから受けた恩を3人に返そうとすると、最初は意外に思いつきません。でも、どんなささやかなことでもいいし、だれに返してもいいのです。「困ったときはお互い様」という助け合いの精神を思い出してください。

日本人は仲間同士では親切にしても、知らない人にはなかなか善意を示しません。震災以前は特に、お年寄りが重い荷物を抱えて目の前に立っていても、外国人に道を尋ねられても、知らん顔を決め込む人が多かった。日本人のシャイな気質のせいかもしれませんが、話しかけるのが恥ずかしいと思うよりも知らん顔をするほうがもっと恥ずかしいことです。

ペイ・フォワードの発想は、そんな行動パターンを変える力があります。これまでだれかにやさしい気持ちを表現する機会を逃してしまっていた人も、小さな勇気ある行動を恐れなければ確実にチャンスをとらえられるようになる。繰り返していれば、それは習慣になり、特別に意識しなくても、自然にできる日がやってきます。自分のいのちという時間をだれかのために差し出すことは、どんな小さな行動からでも始められる。そしていつか大きな喜びを手にすることができるのです。

いのちについて問い直す

人生の失敗や後悔を取り戻す

人間はいのちという時間を与えられ、この世に生かされている以上、どんな人にも必ず果たすべき使命、いのちを使ってなすべきことがあると僕は確信しています。その使命は、生涯を賭けて追い続けるものです。

僕は早くから医師という専門職を志し、病気でその夢を見失いかけたこともあったけれど、幸いにして今日までその仕事を続けることができました。患者さんのいのちに寄り添うこと、自分が籍を置く聖路加国際病院を理想の医療施設にすること、日本の医学教育や看護教育、医療制度を改革すること。こうしたさまざまなことを使命と思い、取り組んできたつもりです。それは何より患者さんのためだし、病院でともに働く仲間たちのため、日本の医療を発展させるため、と思って取り組むわけですが、どこかには、自分が人より先に実績をつくろう、認められよう、という意識がなかったとも言い切れない。若い時代はどうしても自我が前面に出やすいものです。下積みのままで満足する人はまずいない。しかし自分が、自分が、と自分中心に考えているうちは、本当のミッションは見つかりません。

自分に求められているものがなんであるかと気づいたときに初めて、人はいのちの本当の使いかたを見出し、自分らしい生きかたを創（はじ）めることができます。

いのちの長さは未知であるけれど、人生は失敗ばかり、後悔ばかりという人ほど、長生きするべきだと僕は思います。長生きして、その失敗や後悔を、残されたいのちの時間で取り戻してほしいのです。

しかし改めて考えてほしいのは、その失敗や後悔とは、仕事、結婚、子育て、名誉や財産といった、自分の望みどおりのものが手に入らなかったことではありませんか？　自分の欲望ばかりに振り回されている限り、問題は解決されないと僕は思います。自分は努力を怠り、なんでも他人まかせで不平を言ったり、失敗をだれかのせいだと責任転嫁したりすることはありませんでしたか？

だれかにこうしてほしいと求めるのではなく、自分がしてほしいと思うことこそ人に与える。社会に必要なことで、だれかがやらなければならないと気づいたら、積極的に自分から動く。人のために進んで何かをする、助け合おうという心を持って創める行動は、必ず人生の逆転につながる力になります。

勝負は1回でおしまい、ということはありません。野球でいえば9回の裏、試合終了までゲームの行方はわかりません。延長戦ということもありえます。七転び八起きと言いますね。7回転んでも8回起きればいいのです。

何歳であっても創めるのに遅いということはありません。失敗を重ねながらでも、使命に対してはあきらめない。物事がうまくいかないときは立ち止まって大きく深呼吸をし、再び前に進むことが大切です。何かを失うということは、別の何かを得るチャンスがあるということ。道は必ず開けます。

そう、人生は失敗ばかり、後悔ばかりという人ほど、価値あるいのちの使いかたがあるのです。

運命は自分でデザインするもの

生きている間には、「これは儲(もう)けものだ」と思ったり、反対に「えらいことになった」と思ったりすることがあります。こういう状況にあるとき、人はよく、「運がよかった」、あるいは「運が悪かった」と言ったりします。人間には避けられない運命というものもありますが、人間は運命を生きるものではありません。その運命に飲み込まれずに、自分の生きかたを自分でデザインするという選択があります。

フランスの哲学者、アンリ・ベルグソン(1859〜1941)は「人間というものは、自分の運命は自分で作っていけるものだということをなかなか悟れないものである」と述べています。このことばに触れたとき、僕はなるほど、その通りだ、と思ったけれど、哲学者のことばはちょっと言い回しが難しいでしょう。ですから僕は、もっとわかりやすく、「運命は自分でデザインできるもの」と言い換えることにしたのです。

ファッションショーというのは、デザイナーがモデルさんに洋服を着せて、自分がデザインしたのはこんな衣装ですよ、とみんなに見せますね。その服はその人がデザインした、その人らしい服です。お仕着せでも流行りものの借り着でもありません。デザイナーが自分のファッションを開拓してデザインするように、だれもが自分の運命、自分の生きかたをデザインできる。僕はそう思います。

鳥が飛びかたを変えることも、魚が泳ぎかたを変えることもできません。でも人間は生きかたを変えることができる。過去は変えられませんが、未来は自分でこれからつくれるものです。生きる道は自分自身で選び取っていけます。

つまり運命とは、よい運命や悪い運命が受動的に与えられるものではなく、自分から能動的に動いてデザインしていくものです。

運命をデザインするために、なにより大事なのは人との出会いだと思います。だれと出会うかによって運命が左右されることがあるからです。

新しい出会いは、日々の行動や習慣、考えかた、生きる環境をもガラリと変える力を持っています。人との交わりは、人生の行く手を変えてしまうことも少なくありません。しかし、人と出会っても、その人から何かを学んだり、互いに前向きな刺激を受けたりしなければ、それは〝出会い〟ではなく、〝すれ違い〟に終わってしまいます。よい出会いには、深い交わりが必要なのです。

出会いの恩恵を逃さずに受け取るには、受け手、つまり自分が刺激を情報として変換する発想力、レセプター（受容体）が重要です。アーティストだけでなく、何かを創り出す人はみんな、研ぎ澄まされたレセプターを持っています。

それは、瞬間的なひらめきだけではありません。たとえば研究者であれば、過去のデータを丹念に何度も何度も飽きるほど見ていくうちに、新しい発見をすることがある。出会いから何かを得るためには、いつも感度良好な姿勢でいることが大事です。

僕は、いのちという時間を実り豊かにしていくためには、出会いの機会を増やし、積極的に交流して、運命を自分でデザインしていく勇気が必要だと思うのです。

気心の知れた人とのおしゃべりは楽しいものですが、働き盛りであれば、なかなか仕事仲間以外と話す機会はないかもしれません。でもいつも同じ人と会って同じ話題ばかり繰り返していては、新しい刺激を得ることはできないでしょう。住み慣れた土地を移ることは難しいとしても、自分が出かけていくことはいつでもできます。いろいろな人と出会うことで、刺激を受けて新しいチャレンジ精神が生まれ、人生をよい方向へと変えていくことができます。

生きかたに迷うとき指針となることばと出会う

人生においては、生身の人間との出会いも大切ですが、書物を通じた出会いもまた多くの知恵や教訓を授けてくれます。僕が医師として生涯の師と仰ぐ、ウィリアム・オスラー（1849～1919）博士と出会ったのも、書物を通じてのことでした。

僕がオスラー博士を知ったのは、戦後、聖路加国際病院がGHQ（連合国軍総司令部）に接収されてアメリカ陸軍の病院になっているときでした。僕たちは近くに建物を借りて、そこで患者さんの治療に当たっていましたが、元の病院の建物の中に医学図書室ができたと聞いて、「僕はここで働いていたのだから、ライブラリーに出入りするパスが欲しい」と病院長に直談判したのです。行ってみて、僕はアメリカの医学はこれほど進歩しているのか、と驚きました。戦争中は敵国の本や雑誌は一切入ってこなかったから、僕らはアメリカ医学の情報からは蚊帳（かや）の外に置かれていたのです。

毎日通い詰めて専門書や雑誌をむさぼるように読むうちに、その中によくウィリアム・オスラーという名前が出てくることに気づきました。機会があって、僕はウィリアム・オスラーという人はどういう人なのかと病院長に聞いてみました。すると、オスラー博士の著作を持っているというのです。その本を見せてくれたとき、きっと僕はとても欲しそうな顔をしていたんでしょうね。病院長は「私の本をあげましょう」と言って譲ってくれたのです。それがオスラー博士の講演集『平静の心』でした。

この本の題名は、博士が34歳のとき、教鞭をとっていたフィラデルフィアのペンシルベニア大学からジョンズ・ホプキンズ大学に医学部を設けるためにボルチモアへ赴任するにあたり、ペンシルベニア大学の学生たちに向けて行った告別講演のタイトルから取ったものです。その講演の中で博士は、「内科医であれ外科医であれ、医師をめざす者にとって、もっとも大切なものは心の平静である」と説いています。

手術室で執刀中に、誤って動脈を傷つけてしまう。どんどん出血する。輸血をしようとしても血液が足りない、このままでは患者さんのいのちが危ない……。医師としてそんな状況に直面することもありうるでしょう。そういうときにも気持ちを落ち着けて、冷静に、的確な判断を下せなくては、医師は務まりません。また、そういう差し迫った場面だけの話ではなくて、自分は患者さんのことを真剣に考えて治療しているつもりでも、患者さんから思わぬ態度やことばが返ってくることだってあります。

そんなときも、病でつらく苦しい思いをしているのは患者さんなのだということを忘れずに、感情に左右されることなく、忍耐強く、やさしく接するのも医師の務めです。

「成功を収めているときも、失敗にうちひしがれているときも、平静の心を保つことは至難の業だけれど、それでも医師としての道を歩む者にとって、もっとも望ましい心のあり方が平静なのだ」

この、常に平静であれ、と説くオスラー博士のことばが、僕の脳裏にぐーっとよみがえった、忘れられない瞬間があります。それはハイジャック事件のときです。このことばのおかげで、僕は比較的平常心を保つことができたように思います。

生きかたに迷うとき、突然の災難に襲われたとき、書物の一節が思い出されて自分の取るべき行動を教えられるという経験を、僕は何度もしています。決断を迫られたときに、その鍵がふっとどこかから落ちてくるのです。

僕は京都大学医学部の2年生に進級するとき、肺結核で1年の療養を余儀なくされました。そのとき、将来の方針について非常に迷いました。その病床で読んだ書物のひとつは、牧師でもあり文学者でもあるイギリスのジョン・バンヤン（1628〜88）の『天路歴程（てんろれきてい）』です。その第2部ではオネスト（正直者をもじった呼び名）が次のように語っています。

「私たちがであったのも、旅人におこりがちのことでしたよ。道はよいこともあり、悪いこともあり、上りもあれば下りもあります。安らかなことはめったにありません。風はいつも後から吹くわけじゃなし、道で会うのがすべて友人であるわけでもない。今までにも名だたる難儀にであったし、今後どんな目にあうか、分ったものじゃない。けれど要するに、全人は悩まねばならぬと昔から言われていることは、本当だとさとりましたわい」『天路歴程』大久保康雄訳（仮名遣いは現代語に換え）

悟るということは、知識ではなく、体験の中から生じる思想であり、迷うことからポジティヴな成果として勝ち取られるもの。「迷わぬ者に悟りなし」ということです。迷いなくしては悟りなしということばは、百寿の今の僕の心にも依然として植えつけられているということを伝えたいと思います。

オスラー博士は寝る前に30分間読書するだけで1年の読書量がどれほどになるかを知って驚くだろう、ということばも残しています。特に古典や伝記、哲学書などを読むことをぜひ習慣にしてほしいと思います。名著には困難に立ち向かうための扉を開く鍵がちりばめられているのですから。

ことばを現実に生かす

書物の中の先人のことばは、僕たちを絶望の淵から救う力も持っています。けれど、せっかく本を読んでも、そのことばをしっかりと胸に刻み、現実の生活や実際の行動に結びつけなくてはその価値は半減するでしょう。

海に囲まれた日本という国では、津波を伴う地震が起きるということをもう800年も前に鴨長明（1155〜1216）が「山はくづれて河を埋み、海は傾きて陸地を浸せり」と『方丈記』に記しています。旧約聖書の箴言の中には「かつてあったことはまた必ずある」ということばがあります。過去に起きた出来事は、その1回限りでおしまい、ということはない。必ずまたいつかやってくる。そういう教訓が古典の中には詰まっています。

また、ことばを受け止める感覚も磨いておかないと、ただ書物を読むだけに終わり、真にそのことばの内容を会得したことにはなりません。人間同士の出会いとすれ違いの差と同じことです。

しかし、ことばを読んだときにその意味を本当に理解することは、実際にはなかなか難しいものです。わかったつもりになっていても、それは頭だけの理解に終わっていることが多い。僕が中学時代を過ごした関西学院の講堂には、「Mastery for service」ということばが掲げられていました。「奉仕に徹する」という意味です。毎朝の礼拝のときに、このことばを見ていたはずなのですが、僕がその真意を理解したのは、社会に出て何十年もたってからです。

奉仕に徹するというのは、だれかのために自分のいのちを使うこと。そして自分の使命を遂行するうえで、絶えず自己修養を怠らず自分を磨いていくこと。僕はそう思っています。そのことがわかり、自分もそうあろうと努力するようになったのは、学校時代の恩師、職場や留学先で出会った多くの先輩たちが、実際に「奉仕に徹する」姿を目のあたりにすることができたからでしょう。そのことばを体現している人たちと出会うことで、ことばの真実の意味を理解するということは少なくありません。

また人間にとって、「謙遜であること」は大切な資質です。対人関係における謙遜は、その人のゆかしい資質だと思います。

このことについて、僕がいつも感心しているのは、あれだけの天才的作家と言われているゲーテ（１７４９～１８３２）が、晩年の秘書であるエッカーマン（１７９２～１８５４）との対話で語っている次のことばです。

「われわれが最も純粋な意味でこれこそ自分たちのものだといえるようなものは、実にわずかなものではないか。われわれはみな、われわれ以前に存在していた人たち、およびわれわれとともに存在している人たちからも受け入れ、学ぶべきなのだ。どんなにすぐれた天才であれ、すべてを自分自身のおかげだと思うとしたら、それ以上進歩はできないだろう」

ゲーテが言おうとしていたことと同じことをイギリスの詩人、テニソン（１８０９～９２）は次のように語っています。

「私は今日までに出会ったすべてのものの一部である（I am a part of all that I have met）」

僕は、よき先人に出会い、その出会いから多くを学ばせてもらったことに、深く感謝しなければならないと思っています。

立ち止まって考える時間

僕たちの日常は、忙しい生活に流されるばかりで、立ち止まって自分を見つめる時間を持つことはなかなか難しいかもしれません。しかし、人生の中では、時に日常を離れ、大自然の懐(ふところ)に抱かれて、自分を見つめ直すことが必要です。

もしも、いのちという時間が川のように流れているとしたら、やはりその途中で、自分のいのちについて考えてみる機会を持ったほうがいい。流されるままだと見えずにいるものが、流れを避けて淀(よど)みに入ってたゆとうたり、岸に上がって一服したりしていると、はっきり見えてくることがあります。

リトリート(retreat)ということばは、最近はリゾートホテルでくつろいだり、女の人がエステサロンでリフレッシュしたりするときにも使われるようですね。もともとは〝避難〟とか〝退去〟という意味で、人里離れた自然の中に集まって、研究者が会議をしたり、キリスト教の信者が聖書を学んだりする「退修会」のことを言います。俗世間を離れ、空気のいい静かな環境に出かけたほうが、時間に追われて大都会のビルの一室で、サンドイッチをつまみながら会議をするよりも、ずっと実のある討論になる。聖路加国際病院では、毎年就職してくる医師や看護師の研修を八ヶ岳の自然に触れる環境で行い、お互いにいろいろなことを語り合う機会を設けています。

人間は大自然の中に身を置くと、人智を超えたものの存在に気づかされます。僕もネパールを訪れて、明け方のヒマラヤの峰々をくっきりと際立たせて昇る朝日のきらめきを目にしたとき、自分が地球というより、もっと広大な宇宙のただ中に包み込まれているような感覚に浸されたことがあります。

自然や宇宙の大きさを感じると、どうして空気が与えられているのか、どうして太陽があるのか、という思いが湧き、人間が限りない自然の恩恵を受けていることに気づかされます。僕たちが無償で受けているこの不思議な恩恵、それに対して、僕たちは与えられたいのちという時間をどのように使い、その恩恵に何を返していくことができるだろうか。おのずとそんな問いかけが浮かんできます。

大自然の力は偉大です。自然の懐に帰ることで、人はいのちについて、謙虚に深く問い直す機会を与えられるのです。

幸福感を持って生きる

幸福は目標であってはならない

精神医学者のヴィクトール・フランクルは、幸福について「幸せとはけっして目標ではないし、目標であってもならないし、さらに目標であることもできません。それは結果にすぎないのです」と語っています。

僕は、このフランクルのことばは、人間の、ともすれば限りなく肥大する欲望に警告を発することばだと思います。人間は幸福を求めて生きている、という考えかたは、あれがしたい、これがしたい、あれも欲しい、これも欲しい、という欲望の肯定につながっていきます。しかし、欲望のままに何かを手に入れることが幸福なのではなくて、幸福の本体というのは、心に幸福感を持つことだと僕は思います。幸福とは、何かを持つことではなく、心の在りかたを示すもの。結果として幸福になることはいいが、幸福になろうとして追い求めてはならないのです。

僕は10歳のとき、メーテルリンク（1862〜1949）の『青い鳥』の舞台でチルチルを演じたことがあります。そのときのミチル役は2歳年下のかわいい女の子。そのとき感じた、僕は将来、この子と結婚するんじゃないかなあと思ったほどの幸福感は、今でもよく覚えています。しかし、『青い鳥』が説く、「幸せを外に求めても見つからない」という真理を知るのはずっと先のことです。

チルチルとミチルが家に戻り、自分たちのいちばん近くに青い鳥がいたことに気づくように、幸福とは外に「持つ（having）」ものではなく、内に「ある（being）」ものの。希望と同じです。人間は裸で生まれてきて裸で死んでいく。ですから、人間が外に持つものといえば欲望でしかなく、それは希望でもなければ幸福でもありません。

幸福とはいったい何を示すのでしょうか。

ネパールの東隣にある王国ブータンでは、第4代の国王が即位後の1976年に、

「ブータンは国民総生産（GNP）といった経済的・物質的な豊かさで国の真価を測るのではなく、国民の幸福量（GNH）を目ざす」と宣言されました。家族と一緒に過ごす時間を多く持つ、人生の充足のために家族、健康、文化を大切にすることなどを幸福感の指標にすると言うのです。ブータンは、「国民総幸福量」の増大を目ざす独自の政策を進めている国です。

日本が近代科学や経済力で目覚ましい進歩を遂げ、それ以来GNPを何よりも重視するという価値観に片寄ってきたことに対して、ブータンでは人生にもっとも大切なものは国民の幸福感であることを強調しています。

しかし、一度、物欲というものに目覚めてしまうと、それ以前に戻ることは非常に難しい。国民の97パーセントがこの国に生まれて幸福だと感じていたブータンも、最近の調査では都市部を中心に、その数字が下がっているというのですからね。人々の膨らむ物欲に歯止めをかけるために高い自動車税を導入するなど、贅沢品(ぜいたくひん)を持ちたがる新たな価値観と、これまで幸福を感じてきた価値観の、せめぎ合いが起きているようです。物質や文明に浸食され始めてしまったのでしょう。

物はある程度不足しているくらいのほうが、僕たちは幸福を感じることができます。

戦中戦後の食べるものがない、というときに、米を一合、野菜がひとつ分けてもらえたら、どれだけありがたかったことか。それを次はお隣さんと分かち合えば、幸福感は倍になりました。そのことを、イエスは「富める者が天国に入ることは、らくだが針の穴を通るより難しい」というユニークな喩え(たと)をもって人々に教え諭しました。

次の詩は「幸福とは」というテーマでつくった僕の詩です。

幸福とは

幸福とは
幸福感を持つこと
幸福とは
心が満たされて幸福だと感じる主観的な感覚
同じ状況でも
人によってその感覚を持てる人と

持てない人とがある
素朴な生活や貧しさの中では
また災害時や戦場の厳しい環境下では
人からのわずかな親切や思いやりが幸福感を
もたらしてくれる

黒雲の中に垣間見る青空のように
だが、文明や平和の恩寵に長く浴している人の間では
幸福だと感じるハードル（閾域）が高くなり
幸福感は鈍くなる

幸福とは
そうだ、上を向いて歩く人々がめいめいの胸に持つ
幸福感のことなんだ

健やかであるという本当の意味

ＷＨＯ（世界保健機関）では、健康とは「身体的、精神的、および社会的に良好な状態（well-being）であること」と定義しています。しかし、ドイツの哲学者、ニーチェ（１８４４〜１９００）が言ったように、人間はそもそも病気を抱えた生きものです。ことに高齢になれば、健康診断の結果、どの数値も異常がないということは珍しいでしょう。それでも体を動かすのにあまり不自由を感じず、食事がおいしく思われ、特に困った自覚症状はないという人は多いのです。

逆に、若い人でも、検査の結果ではどこにも異常がないけれど、あちこち体の不調を訴える人も多い。こういう人のほうが、数値上は健康であっても、不健康といえるかもしれません。

僕はずっと、ある程度の年齢になったら、健康診断の数値に一喜一憂することはあまり意味がない、と主張してきました。数値の異常や病を抱えていても、それを自覚したうえで毎日を過ごし、日々何かしらできることに感謝や喜びを持ちつつ暮らす。

そのほうがずっと健康的な生きかたといえるのではないかと思うのです。

健康のことを英語で〝ヘルス（health）〟といいますが、このことばの語源は、アングロサクソンが使っていた〝hāl〟ということばで、〝全体（whole）〟とか〝神聖な（holly）〟ということばにもつながっているのだそうです。つまり、健康というのはもともと、ただ体に病気がありませんということではなくて、その人全体が健やかだ、という状態を指すものです。

だから、患者さんを診るときは、病気の部分だけを治療するのではなくて、その人が置かれている状況までもひっくるめて、その人の全体にアプローチしなくてはならない。最近ようやく「全人的医療」ということばで言われるようになったのは、こういうことです。

先ほど挙げたＷＨＯの健康の定義は、僕のようにホスピスの現場にいる立場からすると、それだけではまだ足りないと思います。人間をつくっているのは肉体（ボディ）、精神（マインド）、それと魂（スピリット）です。つまり魂が満たされた状態であることを、健康の定義に加えたいと思っています。僕だけでなく、こうした意見を提唱する医師は多いのですが、世界には、宗教的なものを認めないという考えかたの国もあるから、なかなか難しい問題です。

しかし、実際に終末期の患者さんに接していると、医学的、科学的には説明できないことにしばしば遭遇します。余命を告げられていてもそれ以上にずいぶん長く生きるとか、息を引き取るぎりぎりまで元気に過ごせるとか、不治と診断された患部の病原がいつの間にか消えていたとか。スピリチュアルに満たされることによって生きる意味を見出し、体は病気に侵された状態にあっても、その人は健やかである、という状態がありうるのです。それは、聖書の説く、「貧しくても心豊か」という状態と同じことだと僕は思います。

与えられたいのちの時間を、ただ死を待つ時間にしてはいけません。

体が衰えていても魂まで衰えているわけではないのです。今生かされている状態の中で能力を発揮できることはないか考えてみる。自分の持っている財産を困難の中で生きる人のために使うことでもいいでしょう。だれかのために使ういのちの喜びは、結局のところすべて自分の幸福感に戻ってくるのですから。

人生を変える
希望のメッセージを
あなたへ

やろうと思うだけでは、
やらないことと同じです。
行動こそが勝負です。

大きな夢を描く勇気

ともに描く大きなヴィジョン

今を乗り越える勇気

今、日本という国は、さまざまな困難に直面しています。これまで比較的格差が少なかった日本社会ですが、不況が続き、確実に所得の二極化が進みました。それに伴い生活保護の受給者増加が問題になり、また、働く世代が高齢者を支える社会保障システムも限界に達しています。国は多額の借金を抱え、その打開策が打ち出せないいま、消費税増税を柱とする法律が可決されました。

東日本大震災、そして福島原発事故。2011年3月以降、この国はさらなる大きな試練を引き受けることになりました。ことに原発事故は、これから長きにわたって、日本人全員が向き合っていかなければならない大きな課題です。

日本は太平洋戦争の終戦後の焦土から復興を果たしたのですから、今回の危機的状況からも必ず立ち上がることができる。そう信じる一方で、戦後の高度成長期やバブル期のように、国民が明るい未来像を共有できる時代は終わったと、多くの人が感じていることでしょう。実際に被災された方だけでなく、日本人全体が日本の行く末に不安を抱いているのが現状です。

東日本大震災発生後の5月に、僕は宮城県の南三陸町を訪ねました。南三陸町では、公立志津川(しづがわ)病院が被災して、70名以上の入院患者が行方不明になったり亡くなったりされたのです。僕がやむにやまれぬ気持ちで被災地を訪問したのは、苦難の中にほほえみをもたらしたいという思いからでした。

日中、僕が訪れた避難所に残っておられたのは、働きに出られない高齢の人や、具合の悪い人がほとんど。男性は、しょんぼりしてしまいがちで元気がない人が多かった。でも女性たちは、突然避難所に現れた僕の姿を見つけると、みんなでわーっと取り囲んでね。僕の気持ちが通じたかのように、みなさん素晴らしい笑顔を見せてくれました。それぞれにまだつらい経験から日も浅いはずなのに、「先生に励まされた」「復興に努力したい」と口々に熱心に話しかけてくるのです。彼女たちの表情や声の調子からは、自分のできることから取り組んでいこうという、前を向く気持ちがしっかりと伝わってきました。

震災で生き残った多くの人たちがいます。助かったいのちに感謝しながらも、救えなかったいのちに対する後悔と無力感をぬぐえずにいます。心に背負った重い荷物はどうすれば軽くすることができるのでしょう。互いに寄り添い、荷をほどいていくには多くの時間が必要です。

残された人たちそれぞれが、生まれ変わった気持ちで新たな一歩を踏み出す。そのためには、自分にできるいのちの使いかたを見つけることです。

今までやってこなかったこと、尻込みしていたこと、できなかったことを新たに創めようと決心することです。その多くは復興に力を尽くすことかもしれませんが、やがて、残された人たちのいのちの使いかたが、犠牲になった人たちのいのちの意味を深めていくことになるでしょう。それはまた、残された人の悲しみが癒されていく道でもあると僕は思います。

いのちをあきらめず、未来を生き抜こうとする人たちがいます。日本全体がひとつとなって苦難を分かち合い、ともにこの時代を乗り越えていかなくてはなりません。粘り強く、あきらめない勇気を持って耐えなければならない。復興への努力を重ね、この困難を乗り越えたときの一体感、感動は必ず僕たちの力になるでしょう。

リーダーに求められる勇気

今、この国の至るところで、よりよい未来を描くヴィジョンが必要とされています。それは、道しるべと言ってもいい。生きるためには、その方向を指し示すものが必要です。明日に向かう道づくりを引き受けようという、強いリーダーシップが求められているのです。

リーダーシップというと、何か集団や組織を引っ張っていく強い牽引（けんいん）力や統率力のように思われがちです。しかし、それよりも大事なのは、みんなが共感できる大きな夢をヴィジョンとして描き、提示できる力を持つこと。僕はそう考えています。

「小さな円を描いて満足するより、大きな円の、その一部分である弧であれ」

これは父が好きだったイギリスの詩人、ロバート・ブラウニング（1812〜89）の詩の一節です。自分が生きている間に実現できそうな夢として小さな円を描くより、むしろ大きな円になるヴィジョンを思い描き、その一部分である弧として精いっぱい努力しなさいという意味です。

同じくブラウニングの詩『アプト・ヴォーグラー』の一節に、「地上における欠けたる円弧は、天上にありて完き円となるべし」があります。

普通に考えたら実現が困難に思える大きな夢でも、勇気を持って努力し続ければ、神様の助けによって完成に到達する。中学1年のとき、牧師だった父が教会でこの詩を引用して信者に語りかけるのを聞いたときから、どちらも僕の胸に強く刻まれているものです。

僕は東日本大震災からの復興について考えるとき、ブラウニングの詩を思い出します。日本が真に復興といえる未来を手にするまでには、長い長い時間がかかるに違いありません。それまでには乗り越えなくてはならない多くの苦難があるでしょう。しかし、大きなヴィジョンを描き、その弧の一部となろうという人がいるならば、いつか大きな円が形になる日が訪れるに違いない。

被災地の小さな町や村で、それぞれの産業の現場で、各県で、そして日本という国で、復興に向けた大きなヴィジョンを描く、勇気あるリーダーが待たれます。

大きな夢を抱き、実現に向かって一心に行動する。その夢が、多くの人にとってよりよい未来につながるものであれば、そして、いのちという時間を未来のために一生懸命使うのであれば、必ずやその夢に賛同する人が後に続くはずです。

ひとりではとても描き切れない大きな円と思っていても、仲間が円周をつなげてくれます。ですから、描く夢の円弧のカーヴはほとんど180度に近づくくらいがいい。両手を真横にいっぱい、大きく広げるイメージです。

僕自身、復興する日本の姿を、いつまで、どこまで見届けることができるかわかりません。しかし僕が生きている間に完成するようなものだったら、それはそれなりのサイズのヴィジョンでしかないということです。僕は、もっと大きな円を胸に抱く勇気を持つ人が、必ずいると信じています。この国をあきらめない人たちの手で、そんな日本の未来像が描かれることを、僕は夢見ているのです。

本当のリーダーシップの在りかた

リーダーが大きなヴィジョンを描いたら、次はいろいろな人が共有し、その方向を目ざして心を合わせて進んでいくような「道づくり＝リーダーシップ」が必要です。

僕は若い人から、先生のリーダーシップは強力だとよく言われます。そういうときは、「あなたが将来リーダーとなるには、次の資質が必要です」と話します。

それは次の5か条です。

1　リーダーとしてのヴィジョンを持つ
2　模範を示す
3　他者を鼓舞する
4　他者の中にそれまで気づいていなかった能力を見出す
5　お互いを支え合う組織・文化を根づかせる

また、日本をたびたび訪れて若者を指導しているハーバード・ビジネススクールのゲイル・マクガバン教授は、次の4か条を運営レベルにおけるリーダーの主な目標として示していることも説きます。

1　ベストな人材を採用する
2　変化を受け入れることを学ぶ
3　圧力を跳ね返す
4　組織のためになるか否かを軸にあらゆる意思決定を行う

たとえば、僕が理事長を務めている学校で、ある先生が受け持っている講義の内容が少し古いから、こういうふうに改革したいな、と思っていたとしましょう。

「あなたが担当している講座の内容を少し変えたほうがいいのではないかと思っているから、あなたと打合せたいので、いついつ来てくれないか」と僕が切り出せば、その先生は「いや、この日は学会でだめです」「その日も外国出張です」と、口実をつくって避けようとするかもしれません。僕の言いかたに反抗心をもたげてね。だから頭ごなしに「来てください」と命令するのでなしに、「いろんなことを相談したいし、ゆっくり話を聞きたいのだけれど、僕も忙しいし、きみも忙しい。まず、きみが僕に1時間ぐらい会える時間を、いつでもいいから決めてくれないかな。そうしたら僕のスケジュールを調整して会えるようにするから」と、そんな言いかたをするわけです。

講義の内容をよりよいものにする、そして学校をよりよい学びの場に変えていく、という大きな目標のために、ともに仕事をする仲間に心を同じくして動いてもらおうと思ったら、相手をよく見ることも大事だし、気長に待つ忍耐力も必要です。

自分の成し遂げなければならない使命について、考えを理解してくれない人たちがいるときには、まず自分が最善の努力を惜しまないことが大切です。同じ目標や理想に向かって進もうと、気持ちがひとつになるように粘り強く、わかりやすく伝える方策を探るのです。それが組織における本当のリーダーの在りかただと思います。

そして、このリーダーは何があっても自分を見捨てない、という信頼感を共有することが組織全体の士気につながります。

最近の若い人たちは、組織の中で出世することに興味がないと聞きます。中間管理職として望まないポストに就いて、思い通りに動いてくれない部下を抱え、上り詰めても責任を負わされて上と下との板挟みになりたくない。組織のトップに上り詰めても責任を負わされてストレスばかりになる。そうなるくらいなら、自分の役割だけで済む立場で十分だとする。たしかにそう考えるのもひとつの価値観かもしれません。

リーダーという立場を引き受けることは、試練とも言えるでしょう。

自分がリーダーなのに、どうしてあの人は自分の言うことを聞いてくれないのか。どうしてこれほど苦労しているのに、だれもそのことを評価してくれないのか。そう思うと腹が立つし、苦しむこともあります。しかしこういった、相手に見返りを求める気持ちがあるうちは、リーダーとしての信頼を得ることは難しいと僕は思います。

僕が尊敬するオスラー博士は、平静の心を保つためにいちばん必要なのは、周りの人たちに期待しすぎないこと、と述べています。周りを無理矢理変えようとしても無駄なこと。変えることができるのは、自分の気持ちの持ちよう、考えかた、行動だけです。たとえば、自分がしてほしいと思うことをまず相手に対して行うという「利他の心」で接してみる。すると、孤立無援のように思えても、じっと耐えながら行動を続けているうちに、いつか周囲の見る目が変わってきます。

だれかと心を同じくしてひとつの方向を目ざしていくというシチュエーションは、職場だけで起こる話ではありません。自分の夢に挑戦するのも勇気ですが、リーダーとして与えられた立場を逃げずに引き受けることもまた大きな勇気だと思います。

思いついたらすぐ実行

大切なのは勇気ある行動

僕たちはみんな、いっぱいの勇気を持って生きています。人それぞれ、いろいろな勇気があって、僕は夢を見るのも勇気だと思います。

僕は、色紙に何か書いてほしいと求められると、よく〝夢〟という字を書きます。それは、僕が未来に大きな夢を抱き、その夢の実現に向かって勇気を持って日々行動し続けているように、だれもが夢や希望を大切にして、自分のいのちを生きていってほしいと願っているからです。

101歳になろうという僕に、夢をかなえる時間がどれだけ残されているのか、とおっしゃる方もいるでしょう。でも、ちっとも心配していません。始める前から無理だ、できない、と思ってあきらめるなんていうことは考えられませんから。

2002（平成14）年にアメリカで出版され、子ども向けの本としてベストセラーとなった『勇気』（バーナード・ウェーバー作）と題した絵本を、僕は翌2003（平成15）年に日本語に訳して出版しました。勇気と言っても、足が震えるほど高いダイビングボードから飛び込むような思い切った勇気から、言いづらいことを声に出す勇気、大切な人との別れに耐える静かな勇気まで、さまざまな勇気が登場します。そうか、たしかにこれも勇気ある行動なんだな、と素敵な絵や添えられたことばが気づかせてくれる素晴らしい絵本です。

決断といった積極的な勇気もあれば、外から見ると消極的な受け身の決断の中での勇気もあります。勇気を知り、ためらいや恥ずかしさを克服する力は、子どもにも大人にも必要なものでしょう。

ギリシャの哲学者、プラトン（前427〜前347）は、人間には4つの徳があると言っています。叡智（えいち）、正義、自制（セルフコントロール）、そしてもうひとつは、勇気です。今より2000年以上も前から、人間には勇気が必要だと考えられていたのですね。

でも僕は、もうひとつ大事なことを言い添えたい。本当は、勇気だけではなくて、「勇気ある行動」が大事なのだということを。

アイディアだけではだめなのです。勇気ある行動が人や物事を動かすきっかけになります。「時期尚早（しょうそう）だ」とか、「日本では無理だ」とか、そんな声がどこからか聞こえてきたりもするでしょう。でも、そんなことを言わずに、まずやってみようじゃないか。僕はずっと、一歩前へ踏み出すために行動することを自分に課してきました。

そして「思いついたらすぐ実行」。僕がいつも心がけていることです。

シェイクスピアの『マクベス』の第4幕第1場に、「おれの思想に行動で冠をかぶせるために、思いついたらすぐ実行だ」というセリフがあって、僕はそれが大好きなのです。僕の人生の師、オスラー博士も、僕の父も、シェイクスピアの愛読者です。このことばはふたりの人生訓でもあります。

行動を繰り返すと、それは習慣になります。

毎日の仕事や生活の中で、こうしてみようかな、と思ったり、あのときこうすればよかったのではないか、と気がついたりすることがだれにでもあるでしょう。気づいたら、どんな小さなことでもそのままにしておかないことです。よくないと思った悪い癖はやめる。いいと思ったことは続けてみて、それを習慣にしてしまう。毎日が「思いついたらすぐ実行」の積み重ねです。

よい行動を習慣にしようと思ったら、当然ながら早ければ早いほうがいい。本当は、子どものうちに親を見習ってよい習慣を身につけるのが理想です。こうしないと「何か気持ちが悪い」、「居心地が悪い」という感覚は、生まれ育った家庭で知らず知らずのうちに体で覚えることだからです。

しかし、それができなかったからといって、がっかりすることはありません。僕は100歳になってから早寝早起きを習慣にしようと思い、毎日続ける努力をしていると話しましたね。そう、いくつからでも習慣を改めることは可能です。ただし、思いついたら今すぐに。決して先延ばしにせず、やろうと思ったときに始めることが肝心です。

やろうと思うだけでは、やらないことと同じです。行動こそが勝負です。

勇気づけられた世界一

思いついてすぐ行動に移せば、世界一になれることだってある。そういう例をひとつ話しましょう。

僕は、1977（昭和52）年から、長野県中野市で、地域の人々の健康管理に関わってきました。一般に、長野県は寒いところなので、どうしても食べものの味つけは塩からくなりがちです。昔は、冷蔵庫や冷凍庫がどの家にもあるわけではなく、たくさん採れた野菜を冬に備えて塩漬けして保存しておかなければならなかったし、いわゆる昔ながらの濃い味の食事を好む人が多かったのです。その結果、当時、中野市民の死因の1位は脳卒中でした。そしてそれは日本でも有数の高死亡率だったのです。

中野市は、戦後、僕の京都大学時代の同級生、小田切治正君が故郷に戻って医院を開業したという縁がある土地でした。彼から相談を受けて、即座に僕は言いました。

「中野市を世界一健康な町にしよう」

健康とは、薬を使って得るものではありません。食習慣などの改善によって、本当の意味での健康づくりをしようと提案しました。何を食べて、どんな運動をして、どういう生活を送ればいいかということを、地域の人たちに理解してもらおう。そのために、家庭を守る婦人会の方々に率先してやっていただくことを考えました。そして実現に向けて、僕も年に何回か中野市に出かけていって、協力することにしたのです。最初に始めたことは、中野市の人たちに協力してもらい、ビニール袋に自分の尿の一部を採って、その中の食塩の量（詳しくはナトリウム量）を測ることでした。これは、おそらく世界中でだれもやっていなかったことでしょう。

塩分の摂りすぎが脳卒中のリスクを高めるとわかっていても、当時のお医者さんは「あまり塩分が多い食事はよくないですよ」と言うだけです。それではどうしたらいいのかわからないから、結局何もしない人が多かった。僕は具体的に、1日の食塩摂取量を調べ、それが16グラムだったとしたら、それを12グラムに減らすにはどうしたらいいか、そのためにはどんな減塩食を工夫したらいいか、みなさんに教えることにしたわけです。

食事の改善の次は運動です。住民がもっと日常的に運動しやすくするために、市内の道をAコース、Bコース、Cコースと設定、命名し、どれかのコースを毎日速足で歩く運動療法を、専門の体育指導員を東京から派遣して指導しました。

その次に僕が中野市で始めたのは、自分で自分の血圧を測る運動です。そのころ、血圧というのは、聴診器を持つことが許されている医師しか測ることができませんでした。集団検診のときには、お医者さんが血圧を測って、看護師さんは隣で数値を書き取るだけ。それを僕は、住民に聴診器を持たせて、血圧の測りかたを教えたのです。

よくお医者さんが腕にベルトのようなものを巻いて送り込んだ空気を少しずつ抜きながら血管音を聴診器で聞いているのを見るでしょう。聴診器で血管音を聞くことができさえすれば、小学生でも聴診器で血圧を測れます。僕はそれを当時小学3年生の息子にやらせてみて、できるということがわかりました。だから中野市の主婦の中から保健補導員になる人を募って、当時は看護大学の教授でも教えなかった血圧の測りかたを覚えてもらいました。それで、特別に上手に測れる人には実力テストをして「血圧測定師範」という〝免許〟を発行し、市民の人たちが家族の血圧を測れるように指導をしてもらうようにしたのです。

こうして食塩の摂りかたの制限と、運動や血圧の測定を続けたら、ちゃんと結果が出ました。10年前には、長野県は脳卒中で亡くなる人が日本一多かったのに、半減したのです。

長寿日本一と言えばそれまでは沖縄県でした。でも戦後、基地ができて、アメリカナイズされた脂肪分が多い食事になった影響もあり、順位は徐々に下がっていました。それでついに、中野市をはじめとする長野県が、男性では沖縄県を抜いて日本一になりました。ちなみに2012年のデータでは、長野県の男性が1位、沖縄県の男性は25位に転落、女性は引き続き沖縄県がトップで、長野県は5位です。

何事も教育、そして実践です。それがいかに大切なことか、わかります。気づいたことをそのままにしないで、どうしたら改善できるかきちんと考えて、正しく行動に移すこと。そしてそれを習慣にして続けることです。そうすれば、住民が約4万5000人（2012年）という地方の小さな自治体でも、夢を実現することができる。このプロジェクトを通して、僕だけでなく、中野市の人たちもまた、そのことに勇気づけられたと思います。

中野市の保健補導員のみなさんは、今でも隔年で、僕が理事長を務めるライフ・プランニング・センターが開催している血圧自己測定講習会を受講して、血圧について学んでいます。まさに、継続は力なり、です。

世の中を動かす力

目の前に何か動かすべき山があるときに、それが氷山だったとしたら、じつは見えているのはその一角にすぎません。水の中に隠れている大部分をどうするのか、そこに問題を氷解させる手がかりがないか、そこから考えてみる。何事も、この「発想の転換」が鍵になります。

素人が血圧を測るとは何事か。一般の人たちに血圧の測りかたを教え始めた最初のころは、お役所からそんなふうにも言われました。でも、正しいと思ったことは実行に移さないと、社会も人間の生活も、いい方向へ向かいません。

僕は昔から、医師や薬がなんでも治してくれるものと思わないで、自分の健康は自分で守るという意識を、もっとだれもが持つべきだという考えでした。

病気の大部分は、その人自身がつくるもの。例外はあるけれど、肺の病気の原因の多くはタバコの吸いすぎだし、肝臓病もお酒の飲みすぎでなる人が圧倒的に多いわけです。高血圧症や糖尿病、心臓病、肝臓病、ある種のがんのことを、昔は成人病と言ったけれど、成人であれば、だれもが必ずなるわけではないでしょう。それで僕は、「成人病」という言いかたはやめて、「生活習慣病」と呼ぶべきだ、と主張したのです。若いときから、よくない習慣に気づいて改めれば、病気の発症例が減ることは間違いありません。それには体温と同じように、血圧も家庭で測って、めいめいが自分のデータを把握できたほうがいい、と実行に移しました。

僕がそう言い始めたのが1977（昭和52）年ごろだったから、それからもう35年以上になります。家庭用の血圧計も普及するようになったし、病院や公共施設、そしてスポーツクラブなどにも自動血圧測定器が置かれて、自分で血圧が測れるようになりました。まだ「成人病検診」と言ったりはするけれど、生活習慣病という呼びかたはすっかり定着しました。

自分ひとりの行動や習慣は、自分の意志ひとつで今日から変えることができても、周りや社会全体のこととなると、なかなか簡単には変えられません。だから僕は、なんでも気長に考えないと、と思うようにしています。制度や法律に関わることであれば、なおさらのことです。

たとえば、医療現場にいる人たちや、制度に関わる人たちの意識を変えるのが難しいなら、そういうときは違う方向から攻めていったらいいじゃないか、と頭を切り替えます。そして医療にたずさわる人よりもはるかに多い、医療を受ける立場の人たちを巻き込んで行動を起こすのが、僕のいつものやりかたです。医療を提供する側も、患者さんの側から声が上がって初めて、「ああそういうものか」と気づかされることだってあるし、時間がかかってもいい結果が出れば、既成事実が世の中を動かす力になることは大いにあるのです。

流れが変わるのを待つ勇気

法律や制度というのは、変わるのをただ待っていてはだめなものです。それより「思いついたらすぐ実行」の精神で、いいと思うことは進んで実行する。はじめはいろいろ苦言を呈する人たちもいるけれど、いつか世の中の流れができて、世の中のほうが追いついてくるのではないかな、と僕は思っています。

これまで実現してきたことも、みんなそうです。いつも、こうなったらいい、こうしたいな、と思うことを、いくつか並行して計画し実行しています。それが5年でかなうこともあれば、30年、40年かかることもある。世の中そう簡単に変わるものではありません。だけどあきらめずに、流れが変わるのを待つ。それも勇気だと思います。

僕は、医療や介護を受ける立場の人のためにも、どんどん世の中がよい方向に向かってほしいと願っています。そのひとつとして2009年から取り組んでいることがあります。聖路加看護大学の大学院（現・聖路加国際大学大学院看護学研究科）では、小児看護学の領域でプライマリケア（初期診療）における上級実践看護師の養成、手術室、救急等で2年以上の経験を積んだ看護師を対象とした周麻酔期看護師の養成コースを新しく設けました。たとえば〝麻酔ナース〟は、麻酔の知識と技術を持つ看護師を育てることに特化したコースです。

アメリカでは40年も前から麻酔術が独立して、麻酔をかけることができる看護師が資格化され、それを看護麻酔師（ナース・アネステティスト）と呼んでいます。僕は日本もそうあるべきだと思っていました。ところが日本では、医療行為は医師のみがするものと法律で定められており、1948（昭和23）年に公布された法律が2012年の現在も変わらないままです。ようやく、看護師が静脈内注射をしてもよいという程度の直接的な医療行為が認められるようになっただけなのです。

法律が変わらない限り、聖路加看護大学大学院の修士コースで学んだ看護師たちが、どんなに上手に麻酔ができるようになったとしても、麻酔科医の立ち会いなしに、患者さんに麻酔をすることはできません。それでも僕は、あえてこのコースを開設しました。

訪問看護に行った看護師が、患者さんの様子が退院したときとどのように変わったかを診て、ある程度の診断や治療ができたほうがいいと思いませんか？　訪問看護師がいちいち結果を持ち帰って医師に相談したり、患者さんを病院まで連れていったりするのでは、患者さん本人もご家族も大変でしょう。だからそういう技術も看護師が提供できるように、プライマリケアにおける臨床能力を身につけるべきだと僕は思うのです。

なんでも医師でなければ判断できない、処置できないというのではなく、これからはきちんと教育を受けた看護師ができることを広げていったほうがいい。だって、日本は高齢化が進んで患者さんは多くなる一方なのに、医師の数は足りないのですから。

僕は、我（が）は強いけれど、癇癪（かんしゃく）持ちではありません。子どものころから感情を爆発させるようなことはなくて、自制心はあったほうではないかと思います。だから、思い通りに行かないことばかりで、実現するまでどれだけ時間がかかったとしても、イライラしないでじっくり待つことはわりあいと得意です。状況に変化があるまでじーっとしているけれど、決してあきらめることはしない。心の中では強くそれを熱望しながら、静かに待つ。そして機を見ながら、少しずつ少しずつでも、何か行動を続けていきます。

「それは信念だ」とよくみなさんに言われますが、とにもかくにも、そうしているうちに、時代のほうが追いついてくることが多かった。実際、僕が医療従事者として主張してきたことのいくつかは、確実に成果が現れてきました。

そう考えると、僕に限らず、だれもがもっと長生きして仕事を続けるべきです。会社や役所の定年は65歳としても、僕は75歳まではなんらかの社会的活動に積極的に参与することを奨励したい。そうすれば、いのちの時間を使って夢を現実にする機会をより増やすことができるからです。

僕がまだまだこれからも、と思っているのですから、僕よりも若いみなさんはもっとあきらめずに、どんどん勇気ある行動をして夢をかなえていってほしいと思います。

夢の実現のために使ういのち

知らないことを知らない、と言う勇気

「100歳でそんなに好奇心があるのはすごい!」

僕はそう感心されることがよくあります。きっと、わからないことはなんでも、ひ孫のように若い人にでも、どんどん質問するからそう思われるのでしょう。そのような性格が芽生えたきっかけは、アメリカでの留学経験です。

僕は1951(昭和26)年、ようやく日米講和条約が締結され、アメリカへの渡航が許されるようになったころ、ジョージア州アトランタ市にあるエモリー大学にスカ

ラーシップを取得して1年間留学しました。その秋には40歳を迎えようという39歳のときでした。文字通り、寝る間も食べる間も惜しんで、学べるものはすべて学ぼうとした1年間。自分の身長が日ごとに伸びていくように感じられ、人はいくつになっても成長できるのだと実感する毎日でした。

語り尽くせないほど多くのものを得たけれど、その中で僕が身につけたことのひとつが、知らないことは知らない、と言う勇気だったのです。

日本人は、周りを気にしすぎるところがあるでしょう。それでつい、みんなが笑っているとなんとなく一緒に笑ってしまったり、「知らない」「わからない」と言うのが恥ずかしくて、知ったふりをして「うんうん」とうなずいてしまったりする。僕も一度、講師の先生のジョークをよく理解していないのに、あいまいに笑ってしまったことがあって、そのとき隣にいた人から「どうしてあなたは笑ったの？」と聞かれて困った経験があります。「みんなが笑っていたからつい笑ってしまった」と正直に答えたものの、とても恥ずかしい思いをしました。僕が、わからないことはそのままにしないで、知らないことを恥ずかしがらずに聞いてみるようになったのは、このときの経験からです。

僕は、10歳の子どもを対象にした「いのちの授業」を海外でも行っていますが、そのとき日本との違いをいちばん感じるのは、質問したときに子どもたちの手を挙げるスピードが速いことです。ばーっとみんなが一斉に手を挙げます。一人ひとりの個性を尊重するという教育方針の国では、このクラスでピアノが上手な人は？　とか、スポーツが得意な人は？　と聞くと、すぐぱっと手が挙がります。

日本の子どもたちは周りのことを気にしてしまうのか、隣の子の様子を見たりしながら、だんだんに手が挙がってきます。間違ったり、でしゃばりと思われたりするのがいやなのでしょうか。間違っていてもいいから自分の意見をみんなに聞いてもらうために手を挙げる、という勇気が足りないのかもしれません。

僕より90歳も若いのに、僕の若いころと同じように周りの目を気にするなんておかしいと思うけれど、今の子どもたちは昔よりももっと「周りの空気を読む」のだというではありませんか。

一人ひとり、みんな違っていていいんだよ、自分だけにしか咲かせられない花を咲かせればいいんだよ、ということを僕は子どもたちに伝えたい。日本ではなんでも平均的にできる子どもが優等生とされていますが、僕は、あえてすべてに秀でている必要はないと思います。人間はそれぞれ特徴、持ち味があるわけですから、その人のいちばんいいところを伸ばせばいい。これは教育の現場が勇気ある行動を起こして、成功例の既成事実をぜひつくってほしいと思うことのひとつです。

ところで留学時代には、こんな経験もしました。僕を指導してくれたのは、感染症で有名なポール・ビーソン教授です。教授の回診についていくとき、僕は前もって周到に準備して、さも気の利いた質問をしようと気負っていました。そうすれば教授にも同僚にも一目置かれるだろうと思ったし、日本ではそういうことがあたりまえでした。すると、僕の質問にビーソン教授は、「僕にはわからないよ」とひと言。そして「僕はわからないけれど、研修医のチーフのベネット君に聞いてみてごらん」と言うのです。偉い人が知らないことを知らないと認めたがらず、教授を頂点としたピラミッド型の組織にがんじがらめにされていた当時の日本の医学の世界とはずいぶん違うなあという印象を受けました。こんなふうに教授に言われれば、チーフレジデント（研修医の長）も自分の立場というものを自覚するでしょう。そういうアメリカ流のやりかたのほうが、トップダウンの日本式よりも、人は育つと僕は思いました。

知ったふりは、知識や経験をあいまいなまま保留することです。知らないことを恥ずかしいからと隠すよりも、勇気を持って「わからないから教えてください」と言えば、人はどれだけ楽に成長できることか。聞くは一時の恥、知らぬは一生の恥と言うではありませんか。たとえ笑われたとしても一時の恥と思い、自分も笑って済ませればいいのです。

恥を恐れて行動を起こさず、いのちという限られた時間を無駄にするのは本当にもったいないと思います。

必ず見ていてくれる人はいる

僕は今日まで、大きなヴィジョンを表明するときには、まずそれにいちばん反対するだろうなと思う相手に相談をする、という戦略を取りながら、前向きにやってきました。それでうまく行かなかったら、なんでも別の面から考えて、逆の戦法をやってみようとします。僕はとにかく負けず嫌いだから、勝つまでは忍耐強く問題を解決しようと思うのです。

アメリカ留学から帰国した僕は、自分がアメリカで見聞してきた臨床医学や医学教育の在りかたをもとに、聖路加国際病院をひとつの理想のモデルとなる教育病院にしたいという、大きな希望に燃えていました。

大学で医学を修め、卒業しただけでは医師とは言えません。実地に病院で研鑽を積むことによって、医師になっていくのです。看護師も同様です。しかし、その教育の制度やレベルが、当時の日本とアメリカでは大きく違っていました。それが日本の医療の遅れにつながっているのはあきらかでした。

僕がふた言目には「アメリカでは……」と引き合いに出すものだから、「アメリカ、アメリカってかなわないよ」と疎んじる先輩や同僚もたくさんいました。そんな意見や態度に日々触れていれば、いくら情熱に突き動かされている僕だって、決していい気分ではありません。自分に好意を持っていない人たちの中で、何かを成し遂げようとするには、より大きなエネルギーが必要でした。

今思えば、僕のほうにも周囲に認めさせよう、業績を上げようというところがあって、僕の意見を受け入れにくかったのかもしれません。しかし僕は、自分の考えていることは間違っていない、それが日本の医療をよくする道だ、と信じてあきらめませんでした。

そんなとき、40代になったばかりの僕を院長補佐に抜擢(ばってき)し、存分にやりたまえ、と背中を押してくれたのが、当時の橋本寛敏(はしもとひろとし)（1890〜1974）院長でした。僕を陰日向(かげひなた)に見守ってくれた、この恩師の存在が、どれほど心強かったことかわかりません。患者さんに接する臨床医や看護師の教育の大切さをなにより重視しておられた先生と、大きな夢を共有することができたのは幸いでした。

聖路加国際病院を、研修医に理想の教育を施す病院に改革し、医学界から注目される存在にするという目標の実現とともに、僕は日本の医療制度の在りかたに対する発言権を勝ち取っていく必要にも迫られていました。いくらアメリカで多くの事例を学び、それを取り入れることで日本の医療水準を引き上げてみせる、という自負と確信があっても、僕自身への信頼がなければ、それこそ「アメリカかぶれ」「アメリカびいき」と言われておしまいです。僕は、民間の病院に籍を置きながらも、論文をたくさん書き、学会でも積極的に発表を行いました。

そんな地道な努力を続けるうちに、ある日、当時の厚生省から医療教育審議会の座長にという声がかかったのです。普通だったら東大の教授が就くポストでしょう。大変驚くと同時に、どこかに必ず見てくれている人はいるものだな、と実感しました。

日本内科学会の評議員に推されたのも、民間病院の医師としては僕が初めてのことです。こうして僕は、インターン制度廃止を検討する懇談会、研修病院指定の審議会など、さまざまな会議に委員として関わり、日本の医療を改革するという夢を形にする機会を与えられたのです。

今、僕に続く後輩たちも、同じように公的な会議の委員に迎えられています。聖路加国際病院というのは、何か新しいことを生み出し、時代を変える力がある。僕や後輩たちが続けてきた勇気ある行動を、世の中がそのように評価してくれた結果だとしたら非常にうれしいことです。

人はそれを「信念」と呼ぶ

このように、僕のいのちは、胸に抱いた大きな夢の実現のために使われていることが多いわけですが、夢をかなえるとき、勇気の次に必要になるのは資金かもしれません。その夢が大きければ大きいほど、資金も比例していくでしょう。必要な資金を集めること、これも勇気ある行動の大切な一部です。「ホイットフィールド・万次郎友好記念館」プロジェクトのように、僕はいつも、僕自身の情熱と、それに応えてくれる人々の篤志(とくし)で高額な寄付を集めています。資金の根幹を募金に据えることは、聖路加国際病院の創立者、ルドルフ・B・トイスラー(1876〜1934)先生に通じています。

聖路加国際病院は、アメリカ聖公会宣教医師として来日したトイスラー先生が病院建設寄付金を募り、1902(明治35)年に創設したときには、貧しい人たちへの無料診療を普通の診療前に行う施療(せりょう)病院として始まりました。トイスラー先生はその後もアメリカ各地で病院建築募金調達のための集会を開き、慈善・社会事業のために寄付する人々の浄財(じょうざい)の精神に広く訴えかけて病院を発展させてこられたのです。

「キリスト教の愛の心が、人の悩みを救うために働けば、苦しみは消えて、その人は生まれ変わったようになる。この偉大な愛の力を、だれもがすぐわかるように計画されてできた生きた有機体がこの病院である」

これはトイスラー先生が、聖路加国際病院があるべき姿を説いたことばで、この精神は現在も受け継がれています。

僕は、多くの人たちが高い志を持って発展させてきた聖路加国際病院を、これまで以上によい病院にすることが自分の使命と思い、努めてきました。

聖路加国際病院の医師には定年制がありませんでしたが、僕は定年制を敷き、僕自身が63歳になったときに定年退職しました。そして1974（昭和49）年に就任していた聖路加看護大学の学長に専念することにしたのです。それから現在まで、病院では教育顧問として研修医の指導や診療に関わっていますが、医師としての診察も、さまざまな役職も、すべてボランティアとしての務めです。

1992（平成4）年、80歳のとき院長に就任して取り組んだのが、新病院建設をはじめとする聖路加国際病院の再開発事業から、都市環境整備に及ぶ一大事業でした。

病院経営は、よりよい診療と看護を患者さんに実践するために、優良であるに越したことはありません。聖路加国際病院は多くの不動産収入が安定財源になっていますが、これは好機にも恵まれたと言っていいでしょう。

聖路加は、新病院建設と同時に、38階建ての高級老人ホームの聖路加レジデンス、47階建てのオフィスビルも建設して、そのテナント収入を病院経営の財源に充てることを当初は計画していました。しかし、東京都から、病院本体の経営よりテナント収入の規模が大きくなることは問題だと指摘されました。当時の東京都知事、鈴木俊一氏は僕と高校が同窓なのだけれど、このときちょうど、新たに土地の賃借期間を一定に限った定期借地権が設定されたから、この新法を使ったらどうか、と勧められました。50年という借地権の契約期間が過ぎたとき、貸し手である地主に、借り手は更地にして土地を戻さなくてはならないと義務づけることができるようになった、と言うのです。

僕は、そうか！　と思い、この制度を利用することにしました。建設中のふたつのビルは聖路加が所有するのではなく、三井不動産、日本生命、東急不動産といった5社が運営会社としてビルを所有し、土地は聖路加から借りる契約をしてくれました。借地権は病院にあるから、毎年、地代が十数億円ずつ入ってきます。この財源をさらなる医療の質の向上や新しい試みのために使っていくのです。

たとえば優れた医療人の育成研修に、また、予防医療センターの開設や電子カルテの導入、助産師が中心となってケアと運営を行う聖路加産科クリニックの開設などです。２０１２年秋には外国人が安心して受診できる国際医療サービスを提供する分院

「聖路加メディローカス」の開設を控えています。

新病院を含む一連の建設にかかった費用は総額で千数百億円です。じつは1984(昭和59)年に古くなった病院を建て直す病院新築計画が持ち上がった当初、理事会は敷地の一部を売って建設資金に充てると決めました。しかし僕は真っ向から大反対して、病院の職員にストライキを呼びかけました。土地を売って資金をつくることはだれでもできます。でも、この1万2000坪もの土地は、創立者トイスラー先生が、アメリカ聖公会の計らいで手に入れた土地です。売らないで実施する方法を考えるべきだ、と僕は声を上げたのです。

その結果、賛同してくれる方が理事の中にもいて、進んでいた土地売却の話をストップさせることができました。だから、なんとしても僕の力で資金の調達を成し遂げて、聖路加国際病院を発展させたかったのです。それで、80歳にして院長職を引き受けることにして、このプロジェクトの陣頭指揮をとることになりました。

僕は正しいと思ったら妥協しない、とにかくそこへ向かって進もうとします。人はそれを「信念」と呼ぶけれど、その力がなければみんなを動かすリーダーシップはとれなかったでしょう。

理想へのこだわりを抱き続ける

新病院建築にあたって目ざしたのは、救命救急病院として万全の対応ができる病院です。聖路加国際病院は、関東大震災や東京大空襲を経験していますから、そのときの経験を活かし、どのような非常事態においても、ひとりでも多くの急患を受け入れ、救命できる機能を最重視しました。

アメリカやスウェーデン、スイスの病院などの設備やシステムもいろいろと調査しました。その結果、病室のスペースは普通の病院の2～3倍の広さを確保することに決定。病室以外のロビーや廊下、トイスラー記念ホール、チャペルなどでも急患に対応できるように、酸素の配管をし、自家発電システムや貯水槽も完備しました。

そして1995（平成7）年3月20日朝。通勤時間帯の複数路線の地下鉄車内で、予期せぬ大事件が起こりました。オウム真理教による同時多発テロ、地下鉄サリン事件です。化学兵器として使用される神経ガス、サリンが車内に散布された結果、乗客と駅員の13人が死亡、負傷者数は約6300人といわれています。このとき、聖路加国際病院に運び込まれた患者さんは、事件発生から3時間で640人にのぼりました。新病院の設備が、このあってはならない非常時と人命救助に、大いに役立ったのです。

東日本大震災が起きた2011年3月11日の非常事態にも、新病院の本館は対応ができました。東京は震度6に近い5強の大きな揺れで、僕は病院旧館6階にある理事長室にいたのですが、東京直下型の第二の関東大震災に違いないと思ったほどでした。当日は、病院に500人くらいの来院者がいたでしょうか。地下鉄もJR線も止まり、道路は未曾有(みぞう)の大渋滞です。帰宅できなくなった人たちのために毛布を出し、食べものと水を提供して、泊まってもらえるよう手配しました。急患の受け入れにも万全に対応できたのはなによりでした。

将来を見据えて進む夢

101歳になろうという今も、僕はいくつかの夢の実現に向かって邁進(まいしん)しているわけですが、そのひとつが、医科大学院大学の設立です。

アメリカやカナダでは、医学以外の学問を修めたり、社会人として経験を積んだりした後に、医師を志す人が多くいます。僕が尊敬するアメリカ医学の開拓者のオスラー博士は、「医学は科学に基礎を置くアートである」ということばを遺(のこ)しています。医学は患者に態度とことばをもってタッチする技(わざ)であることを示したことばです。

これと同じことを、プラトンの師匠でもあるギリシャの哲学者ソクラテス（前469頃〜前399）が有名な弁論家、ゴルギアス（前483ころ〜前376ころ）との問答の中で述べています。

ソクラテス「病人にどのように養生すれば健康になることができるかを、明らかにする言論でしょうか」

ゴルギアス「それは、ちがうね」

ソクラテス「でもそれは、人びとを話す能力のある者にするのですね」

ゴルギアス「そう」

ソクラテス「では、その話す事柄について、考える能力のある者にするのではないですか」

ゴルギアス「もちろん、そうする」
ソクラテス「ところでどうでしょうか。いま話に出ていた医術は、病人のことについてなら、人びとを考える能力のある者にも、また、話す能力のある者にもするのですか」
ゴルギアス「それは必ず、そうするね」
ソクラテス「してみると、医術もまたどうやら、言論に関係があるようですね」
ゴルギアス「そのとおり」

『プラトン全集9　ゴルギアス』加来彰俊訳

つまり、「医師もまたことばを使うプロフェッションだ」とソクラテスが述べているとおりだと思います。

医師は科学的なアプローチで患者さんに接するとともに、患者さんへのことばの使いかた、話しかた、説明の技こそ、大切な心へのタッチだというように取れます。ことばの綾（あや）は、作家や哲学者も心得なければならないことですが、医師もまたことばを扱うプロフェッションであるというソクラテスの見解に、僕は教えられることがきわめて大きいのです。

ギリシャ語に〝テクネ〟ということばがあります。それは、英語でいう〝テクニック〟とはちょっと違い、画家がキャンバスに置くひと筆や、ピアニストが鍵盤に触れる繊細なタッチのようなものとでも言えばいいでしょうか。いうなれば、ことばでのコミュニケーションに加えて、六感を駆使して、患者さんの抱える痛みや苦しみに触れる、感じ取る技です。医学において、病巣そのものを相手にする〝科学〟という側面を支えているのが、じつは〝アート〟の部分にほかならないのです。

オスラー博士は、とことん患者の側に立った医療を強調されました。患者さんの病巣だけでなくその人全体を診る技、痛みや苦しみに寄り添う術。オスラー博士が身をもって示されたような、こういう能力を備えた医師になるためには、医学以外の学問や知識、社会経験が大いに役立つはずです。

理数系が得意で偏差値が高いから医学部を目ざすという人は多いけれど、それだけで医師として適任かというと、そういうことではないでしょう。日本では、医者になっただけで、一生身分が保障されたようなものです。だからこれまで、新しくクリエイティヴなことを考えられるような人材が育つ土壌が少なかったのだと思います。

けれどもここへ来て、ようやく日本でも、人文科学や芸術を学んだ後に医学の道に進もうという人が現れ始めています。２００３年度に専門職大学院の設置が法的に認められたことに伴い、法科大学院、公共政策大学院、会計大学院など高度専門職業人の養成を重視する大学院ができました。これまでの教育や研究を主な目的とする大学院とは違う新しい試みです。ですが、専門職大学院としての医科大学院は、じつはまだ認められていません。それでも僕は、将来を見据えて、アメリカのメディカルスクールのような医科大学院大学を、聖路加国際病院に併設しようとしています。さまざまな豊かな経験を積んだ後に医学を志す人たちを、医療の未来の担い手となってもらうために、迎え入れたいのです。

＊名誉理事長を務める日野原先生の意志と夢が引き継がれ、聖路加国際大学は２０１７（平成29）年４月１日より専門職大学院として公衆衛生大学院を開設した。多くの外国人教員により、授業は原則として英語で行うなど豊かな国際性を特徴とする。第１期生には、医師、看護師、薬剤師、理学療法士に加え、ＩＴ企業の関係者など医療以外の分野で活動する社会人もいる。

情熱の日野原流錬金術

科学一辺倒ではない医療を提供できる人材を育てるために、僕はなんとしても医科大学院大学を実現させたい。でもね、それには400億円もかかると言うのです。聖路加国際病院の理事会は「理事会の責任で資金を準備するのは無理だけれど、日野原先生が集めてくれるのならいいですよ」と言う。それで僕は、集めると宣言しました。

土地は、病院のすぐ向かいに800坪、もう買ってあります。これからまだ建物や研究室、教授の招致などに300億円いるのだけれど、集める自信があります。今はまだ途中だけれど、もう大丈夫、目途は見えてきました。

どうやって集めるかと言うと、まず公益法人をつくり、そこで寄付を募るようにします。ひとつの鍵になるのは、だれに出資や寄付を募るかということです。じつは、日本には億万長者で、タンス預金として手元に巨額なお金を持っている65歳以上の人が多くいらっしゃいます。そういう人たちの心を打つように、「日野原先生の夢のためだったらお金を出そう」と言ってもらえるように、僕の情熱をみんなに訴えて、寄付をしてもらう。それが僕の資金集めの発想です。
たとえば聖路加レジデンスというご年配の方向けのホームは、入居するのに総額で3億〜5億円する部屋があります。僕はそこに入っていらっしゃる方々とときどき会食します。相手はご婦人もいらっしゃるから一対一ではありませんよ。入居者の方を診てくれている若い医師たちも一緒に、夜、食事に行ったりします。そのときに、これからの日本には医科大学院大学がいかに必要かという話を熱心にするのです。一生懸命、僕の情熱、パッションを訴えます。

さらには、僕が計画しているアメリカ式のメディカルスクール、つまり大学院大学は、ご寄付に応じて、外国にあるようなお名前を冠した学内の記念ホールや記念研究室などにすることも考えていますよ、とか、海外ではこういった資産家が財産を公共や慈善事業のために使う精神が浸透しているのですよ、などと、わかりやすく具体的に話します。

実際、アメリカでは大変具体的で進歩的な取り組みが始まっています。2010年、経済誌『フォーブス』世界長者番付2位のマイクロソフト社共同創業者で会長のビル・ゲイツ氏と、同番付3位の投資家、ウォーレン・バフェット氏が一緒に立ち上げた社会貢献キャンペーン「ギビング・プレッジ」がそれです。

アメリカで、持っている財産を生前、死後を問わず半分以上出すという人を募ったところ、40人もの桁外れの資産家の同意を得ました。つまりとてつもない金額が公共やチャリティーに使われることになります。バフェット氏にいたっては、「生きている間に、財産の99パーセントを拠出します」と表明。儲けたお金をいかに社会に返すかを考えています。素晴らしいチャリティー精神ではありませんか。

しかも、「ギビング・プレッジ」のメンバーは、これから億万長者が増える中国、次にインドで同様の運動を起こす、世界的規模での実現に動いているといいます。

僕も負けてはいられませんね。ある高額の寄付を約束してくださった、僕よりひと回り以上も年下の方はユーモアを交えてこうおっしゃいました。

「大学院大学の必要性も、日野原先生の夢もよくわかりました。でも、寄付にあたり、ひとつだけ条件があります。私の葬儀委員長は日野原先生にお願いします」とね。

忙しくても時間をつくり、みなさんに寄付をお願いする。それはひとえに日本の未来と、医療をよくするためです。その思いを受け入れてくださる方がおられるから僕の夢は成り立つのだと思います。

さらなる夢に向かって

一〇〇歳からの世界平和作戦

　今、僕が一番の目標に掲げていること、それは世界平和の実現です。１００歳にして、平和運動にたどり着きました。医師は、日々いのちと向き合う職業です。ひとりでも多くの人のいのちを救うことを仕事にしている者が、戦争に反対し、平和運動に向かうのは、必然の流れといえるでしょう。

　オスラー博士もシュヴァイツァー（１８７５～１９６５）博士も、晩年に平和運動に向かいました。ドイツの哲学者のカント（１７２４～１８０４）にも71歳のときに

『永遠平和のために』という著作があります。みんな、平和運動を生きる目標とするまでに、長い年数がかかっているのです。

世界平和のために、日本しかできないこと。それは憲法9条を守る、ということです。「戦争の放棄」「戦力の不保持」「交戦権の否認」、すなわち「国際平和の誠実な希求」を掲げる第9条の存在があるから日本国憲法は「平和憲法」とも呼ばれるのです。

もし国会で憲法改正が決まったとしても、国民投票で全国民の半分がNOと言えば、改正はできません。それで僕は、「いのちの授業」で子どもたちにいのちの尊さについて話して聞かせ、人と人が殺し合い、多くの人のいのちが無駄に失われる戦争は二度と起こしてはいけない、と訴えています。

そして僕の話をきちんと理解してくれた子どもたちが、早く国民投票の権利が持てるように、日本も成人の年齢を20歳から18歳に引き下げる運動も起こしています。これは、「新老人の会」が唯一の使命として掲げる「子どもたちに平和と愛の大切さを伝えること」のひとつです。

今の大人が平和な世界を実現することにはまったく期待ができません。第2次世界大戦が終結してから半世紀以上が過ぎ、今世紀を迎えたとたん、アメリカで同時多発テロ事件が起きました。アメリカはそれに対して報復行動に出ました。恨みに対して恨みで応える連鎖反応を大人たちが続けている結果、多くのいのちが犠牲になっています。

そこで僕は、また逆転の発想をしました。大人がだめなら、子どもたちが未来の平和をつくればいい、と。

僕たち大人は子どもに対して「〇〇するな」とずっと言い続けてきたけれど、戦争という殺し合いをしているのに、いじめをするな、と言っても説得力がありません。僕は子どもたちに「××するな」ではなく、〝let's do〟「〇〇しよう」と呼びかけたいと思います。

究極の呼びかけは、「相手をゆるしましょう」です。

「ゆるす」ということはもっとも難しい行為ですが、その行為を選ぶことにより、相手とともに歩むことができるようになると僕は思います。もちろんその裏では血のにじむようなつらい悲しい思いに耐えなければならないかもしれません。しかも、「ゆるす」行為を決断することは、相手に要求するものではなく、「相手より先に自分が変わる」「まず、自分から変わる」という行動を取ることでもあります。僕は思うのです。人は「ゆるす」という勇気ある行動を選んだとき、そこにだれにとっても本当の安らぎがもたらせるのだと。

子どもたちに未来の平和を託そうというこの運動は、実を結ぶまでに長い時間がかかるかもしれません。それでも僕は、日本の子どもたちが平和な未来の担い手になってくれる夢をあきらめていません。これまで医療の現場や、職場である聖路加国際病院をはじめ、さまざまな場面で、僕はじっくり時間をかけて、いくつものプロジェクトに道筋をつけてきたのですから。

「いのちの授業」を受けた子どもたちが、将来大人になったときに、世界に平和を広める運動の第一線に立って、戦争のない世界を実現することに寄与できる日本人になってもらいたい。そう願って、僕は子どもたちに語り続けています。

2020年、日米安全保障条約締結60年の節目の年にこそ、沖縄の米軍基地を日本政府の経済的負担で撤去するべきだと僕は思っています。自衛隊からはいっさいの武器をなくして、国内外に災害のあるときにのみ出動する。日本が武器を持たない平和国家として世界平和の先駆けになることを、僕はいのちの許す限り、目ざしていきたいのです。

＊「私の平和運動の原点は『人を愛する』ことです。それは『いのち』を大切にすることです。自分を思うのと同じくらいに相手を思いやる『恕す』という気持ちを培うことです」。2014年4月、憲法改正の賛否を問う国民投票の投票権を持つ年齢は2018年に満18歳以上に引き下げられることになった。「いま中学生以下の子どもたちが憲法改正に向けての投票権を持つことになります。日本は憲法9条を保持していかなくてはなりません。それが平和を維持する一番の方法です」と、次世代に平和を託す思いを日野原先生は繰り返し発言された。

東日本大震災を世界平和のきっかけに

今、世界では、国同士が互いを仮想敵国とみなし、資源の利権を得るために近隣国の海域や領土を実行支配したり、相手が攻めてきたときに防衛する備えのために軍備を拡大したり、また、核兵器を持とうとしています。

ます。

最近、日本と中国、北朝鮮、ロシア、そして韓国との関係もぎくしゃくしてきてい

しかし、東日本大震災が起きたときは、そういった国々も含め、世界中の多くの国や地域から、援助の手が素早く差し伸べられたことを忘れてはならないでしょう。このことは、被災者だけでなく、日本国民だれもが、世界の人々との一体感を感じられた出来事だったと思います。やはり人間には、お互いに苦しいときには助け合おうという気持ちがあるのだと、僕はつくづく安堵しました。

ところが、裏を返せば、人間にはそういう助け合いの精神が本能的に備わっているはずなのに、なぜ武器を、核兵器を持とうとするのでしょう。この大いなる矛盾を、本当は世界中の人が疑問に思わなくてはなりません。もし、それが問題だと思わないというのなら、その矛盾について、子どものころから考える機会をつくり、その子どもたちに未来を変えてもらわなくてはならないと思っています。

僕は、ジャーナリストから政治家に転じ、大蔵大臣を経て自民党政権の総理大臣を務めた石橋湛山（いしばしたんざん）（1884〜1973）先生の主治医でした。先生の最初の入院以来、ご自宅や静養先の別宅にも往診し、亡くなられるまでの15年以上、親しく先生のお人

柄に触れました。僕は今、湛山先生がおられたら、どれだけしっかりこの国のかじ取りをしてくれることかと考えます。

日本が領土拡大に向かう帝国主義の時代にあって、先生は「日本は小さな国になれ」と小日本主義を主張されました。早稲田大学で東洋哲学を学んだ後に、独学で経済学を学んだとお聞きしましたが、先生は経済学の視点から、日本の植民地政策には経済的な利益がないから意味がない、と看破(かんぱ)されました。それよりも周辺国との友好を深め、日本は世界に人材を送り出すことによって将来を切り開け、と、勇気を持って自説を展開されたのです。日本は軍備を縮小し、植民地を放棄することで、むしろ世界の多くの国々から賛同を得ることになり、結果的に英米やソ連より優位に立つことができる、とも発言されています。こういった考えかたこそ、今、日本が進むべき道筋のよりどころにするべきものではないでしょうか。

僕は「いのちの授業」で、「きみたちは今、成長途上にある子どもだから、自分だけのために時間を使っているけれど、将来はだれかのためにきみたちの時間を使ってほしい」と語り続けています。日本という国の「いのちの使いかた」を考えてみると き、大震災後の日本は、一時的には子どもと同じかもしれません。世界の国々に手を差し伸べてもらいながら、自分が立ち直ることに一生懸命、力を注がなければならない状態です。でも、近い将来、日本は必ず復興を成し遂げて、世界の国々と手をたずさえ、どこかの国を助けることができるようになると、僕は信じています。

そのとき日本が、ペイ・フォワードの思想で、世界の中で何をなすべきか。僕は石橋湛山先生の平和主義が、そのときのヒントになると思っています。

人生の秋に

これまで、僕が100歳を越えてなお、成し遂げたいと思っている夢と、その夢に向かって行動する勇気を大事にしていることについて、お話ししてきました。

そして、人間が最後にできる、勇気ある行動とはなんなのか。そのことを教えてくれる詩を、ここに掲げたいと思います。

上智大学の二代目学長で、聖イグナチオ教会の主任司祭を務めたヘルマン・ホイヴェルス(1890~1977)神父が、『人生の秋に』という随筆集の中で紹介している、南ドイツの友人から贈られたという詩です。僕はこの詩を、ライフ・プランニング・センターが創設したピースハウスホスピスのホールに掲げています。

最上のわざ

この世の最上のわざは何？
楽しい心で年をとり、
働きたいけれども休み、
しゃべりたいけれども黙り、
失望しそうなときに希望し、
従順に、平静に、おのれの十字架をになう。

若者が元気いっぱいで神の道を歩むのを見ても、ねたまず、
人のために働くよりも、
謙虚に人の世話になり、

弱って、もはや人のために役だたずとも、
親切で柔和であること。

老いの重荷は神の賜物。
古びた心に、これで最後のみがきをかける。
まことのふるさとへ行くために。
おのれをこの世につなぐくさりを少しずつはずしていくのは、
真にえらい仕事。
こうして何もできなくなれば、
それを謙虚に承諾するのだ。

神は最後にいちばんよい仕事を残してくださる。
それは祈りだ。
手は何もできない。
けれども最後まで合掌できる。

愛するすべての人のうえに、神の恵みを求めるために。
すべてをなし終えたら、
臨終の床に神の声をきくだろう。
「来よ、わが友よ、われなんじを見捨てじ」と。

僕も100歳を過ぎると、自分をこの世につないでいるいのちの鎖（くさり）を一つひとつ外していかなければならないときが来ることを感じています。

110歳まで元気で仕事をし、夢を追い続けたいと思っていても、これまでできていたことが、ひとつずつできなくなっていく日が訪れるのでしょう。いや、できなくなっていくのではなく、できる力があるのに、自分ではまだつないでいられると思うのに、外さなくてはならない場合もありうるでしょう。死に近づいて、鎖を一つひとつ外していくというのは、いかに難しいことか。しかしそのときは平静な心で受け入れ、謙虚な気持ちでありたい。それが、人間が死に近づいていくときにとるべき、勇気ある行動だと思います。

この詩を読むと、何もできなくなっても、最後には手を合わせて感謝ができると言います。神様は、それを人間のいちばん最後の、いちばんよい仕事として残しておいてくださると言う。それは、死を受け容れた人が生きていくときの、大きな救いになります。

もう何もできることがなくなっても、残された時間に感謝の気持ちを表して、別れを告げることはかなえられる。そのことが希望となり、いのちをあきらめずに生き抜くことができる。これが、人間のいのちという時間の最後に残された、最上の使いかたです。僕はこの本の最後に、そのことをみなさんに伝えたいと思います。

人生を変える
希望のメッセージを
あなたへ

生きている者の使命のひとつは
死んでいった者のいのちの意味、
残された者のいのちの意味を見つけ出すこと。

あとがき

本書は、僕の〝まだ終わらない自伝〟として、長い生涯の間に考えてきたことを、今の僕の知性、感性によってまとめたものです。

僕は101歳のバーを跳び越えました。僕の余生がどのくらい続くかを考えようとしても、人間には予測できない事故や病気が生じることが多いことを知っている医師として、自分の余命を読むことはできず、ただ許された人生を走り続けるだけだと思うので、生きている間の人生を自叙伝として遺す気にはならないのです。そこで、僕は思い出すままに僕の過去の歴史とこれから生き続ける目標を語ることにしました。

その中には、いろいろな方の詩や僕の詩や童謡も挿入しました。

2011年3月11日、日本は大変な災害に遭遇しました。僕の愛読書に吉田兼好の

『徒然草』や鴨長明の『方丈記』などがありますが、これらの古典を改めて読むと、いのちあるものはすべて有限で、そのいのちが突然断ち切られることは、いつでもありうることだと書かれています。このふたりは僕に比べるとずっと若くして世を去っているのに、100歳を越えた僕が師としたい豊かな人生の奥義が述べられています。僕はこれまで作家や哲学者や宗教者その他の識者から多くのことを教えられてきたのです。

一方、先のロンドンオリンピックで競い合った若いアスリートたちの姿にもまた大いなる未来を確信することができました。

僕のこの著書が読者のみなさまの人生の歩みを続けられる折々の道しるべのひとつになればこれに勝る喜びはありません。

2012年10月

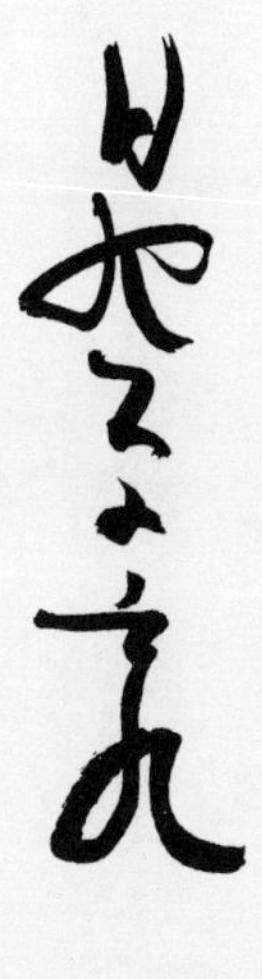

解説にかえて

小林　凜

僕が小学四年生の時のことだ。東日本大震災から間もないある日、ふと新聞に目を落とすと、ある記事が目に入った。「99歳・私の証　あるがまま行く～災害と宮沢賢治～日野原重明」と書かれていた。ちょうど宮沢賢治の伝記を読んでいたせいか、この記事に興味を持った。百歳を目前にした日野原先生のエッセイは、家族が毎週楽しみにしていた。

文中で先生は、俳句や短歌に対し、「再起へのエネルギー」という言葉を使われていた。思えば、非道ないじめで学校に行けず、塞ぎ込みつつあった自分を支えてくれていたのは、幼稚園の頃に絵本で知った俳句だった。心の中に溜まったものを五・七・五の十七文字で表現し、救いを得ていたのだ。

先生が東日本大震災の慰問に行かれ、被災者の心情を思うこのエッセイに共感を覚えた僕は、家族で先生に手紙を出した。散歩中うぐいすの声を聞いて詠んだ俳句ともう一句を便りに載せた。

うぐいすやこの声届け被災地に
名をかかげ避難所まわる九歳よ

自分と同じ九歳の子が、家族の名前を大きな紙に書いて探し回っている新聞記事の写真に僕は胸を打たれ、この句を詠んだ。

とても忙しい方だから返事は期待していなかったが、後日、意外にも手紙が届いた。それは達筆な文字で綴(つづ)られていた。僕はすぐに返事を出した。書くことが苦手で上手な字ではなかったが、僕は必死に書こうと努めた。先生はそれを理解し、再びお返事をくださった。そこから先生と僕の文通が始まった。

僕は、小学校・中学校の九年間、いじめに苦しんだ。そんな時、日野原先生との出会いがあった。今まで様々な人と出会ってきたが、その中で僕の人生の大きな支えになった人の一人が先生だと思う。

先生はこの本『いのちの使いかた』で、運命とは与えられるものではなく「自分から能動的に動いてデザインしていくものです」と書かれている。そして、「運命をデザインするために、なにより大事なのは人との出会いだと思います。だれと出会うかによって運命が左右されることがあるからです」と教えてくれる。まさにそのとおりの出会いだった。

小学六年生の夏、初めて先生とお会いすることになった。場所は聖路加国際病院だった。理事長室の扉を開けると、まだ部屋に入ってもいないのに、優しく温かな空気が流れ出てきた。その発生源は、部屋の中央に置かれた革張りのソファにゆったりと座っておられた。日野原先生その人だった。

入室し、先生の隣に座る。自分より十倍近く人生を生きてこられた人の隣に座るのはとても畏れ多いことのように感じた。ところが先生から発せられる慈愛のオーラは、僕の中の緊張に勝った。そこから先生と僕の対話が始まった。

先生は、俳句のやりとりをしようとおっしゃった。光栄にも、その時から僕と先生は「俳句の友」となったのだ。

対話の後、記念写真のツーショットを撮ることになったが、必死に笑顔を作ろうとするも緊張で顔が強ばってしまう僕の肩に温かいものが触れた。いつの間にか先生が手を回してくださっていたのだ。会ったばかりの先生との距離が、ぐっと縮まった気がした。運命をデザインするこの出会いを僕は句に詠んだ。

百歳の師に抱かれた夏休み
吾の肩に師の手感じて蟬しぐれ

中学生になると、先生のお宅にお邪魔させていただく機会もあった。部屋に入るなり先生は僕と背比べをされた。「君はこれからもっと背が伸びるよ」と言われたことを昨日のように思い出す。そして、僕に俳句を贈ってくださった。

凜君よ空高く伸びし竹の如

お互いの身長を柱に記した後、庭園のような庭に出て二人用ベンチに一緒に座った。

相変わらず緊張で自分の膝から離れずにいる僕の手を、先生はそっと掴んで肘掛けに乗せ、その上から自分の手を重ねられた。その手は年齢を感じさせるしわがあり、柔らかくて温かだった。木が生い茂った庭には、一つだけざくろが実っていた。

百四の師の手柔らか秋日差す
実ざくろや百四の師と背比べ

あの日、緊張で強ばった僕の右手を優しく包んでくださった温かい手は、今はもうない。その代わり、その手が今までに記した本を僕は読んでいる。僕は悔しい時、悲しい時、くじけそうな時、心を憎しみに支配されてしまいそうな時は、先生からのメッセージを思い出し、それを心の支えにしている。

本書の中で先生はこのように語られている。
「変えることのできないものを受け入れるためには、耐える力が支えとして必要です」

この部分を読んだとき、僕は自分のいじめられた経験と深くリンクすると思った。

自分の前に苦難が立ちふさがったら、無理につっかかろうとせず、一度退避して打開の時を待つ。今ならばその意味がよくわかる。

「決して希望を失ってはいけない。耐えている先に必ず希望の光が見えてくる」

この言葉は、全てのいじめを受けている人々の救いになる。少なくとも、僕は先生の言葉によって、陰った人生に光を見出すことができた。

先生の言葉に支えられたことは何度もあった。例えば、一日に不愉快なことが度重なり、嫌気が差して自暴自棄になっている時は、「一見ネガティヴと思われるような経験が、じつは人間の成長や発展に、非常に大きな意味を持つということを、みんなが感じるようにしなくてはならない」と心に留める。そして、「自分が体験したことを、決して自分の中で風化させず、その意味を、自分の使命として絶えず問い続けなくてはならない」とも。

この言葉のお陰で僕は全ての不愉快を「自分の成長のための素材」として受け止めることを学んだ。先生の言葉に触れ、自分の生き方を考えるきっかけをつくっていただいた。

僕は自分のいのちを、いじめを受けている人たちや、虐げられている弱い立場の人たちのために使っていきたい。誰にも助けを求めることができずにいのちを絶つ被害者が後を絶たないこの世の中で、先生の言葉を伝えていきたいと思っている。

日野原先生へ

僕は最初、先生の死を受け入れることができませんでした。訃報を聞いた時は、そこが学校であることも構わず、突っ伏して泣きました。今でも郵便受けに手紙が来るたび、先生からの手紙をつい探してしまいます。

僕は先生のような偉大な生き方はできないでしょうが、先生がお書きになっておられる、「核も兵器もない、争いのない『憲法九条』が守られた平和な世界」を作ることに貢献できる人間になりたいと思っています。今も世界では迫害され、悲惨な運命を強いられている難民たちの現状があります。

くらげより進化遂げても来ぬ平和
九条の守り手となれ栗のイガ

僕は、自分を虐げた人々に今となっては感謝しています。その時は激しく憎んだこともありました。特に、いじめの暗黒時代は辛かったけれど、僕は彼らを許します。「許すこと」それは、先生の本の中の教えです。

許すこと教え輝く秋の薔薇

先生の誕生日に送ったこの俳句を覚えていらっしゃいますか。もし彼らの存在がなければ、自分の気持ちを俳句にしようなどとは思わず、俳句の本『ランドセル俳人の五・七・五』や日野原先生との共著『冬の薔薇立ち向かうこと恐れずに』を出版することもなかったでしょう。そして、多くの読者の方々や、その後の様々な出会いの多くは存在しなかったかもしれません。

なにより新聞に掲載された先生のエッセイを読んで、手紙を出そうという行動を起こすこともなかったでしょう。

いじめに苦しんだ九年間でしたが、高校では、僕の理想とする素晴らしい出会いが待っていました。小論文講座の先生は僕の本を通していじめに耐えてきたことをご存じで、「絶望のど真ん中で希望は生まれる。諦めなければ敗北はありません」と言ってくださいました。

また担任の先生は「転んだら立てばいい。この学校には立ち上がる時に掴まることができる木がたくさんあります」と励ましてくださいました。

まるで、日野原先生からの言葉のように思えました。この幸運な出会いを、先生に直接お伝えしたかったです。

先生が本書でもおっしゃられているように、「出会い」が僕を変えてくれました。苦難という嵐のあとには晴れ渡った青空が待っているのですね。今は、楽しい仲間に囲まれて充実した高校生活を送っています。アクティブに生きることを俳句が、そして運命を動かす出会いが助けてくれたのです。

踏み出せばまた新しき風薫る

先生は「死」について、「死ぬことは新たな始まり」「いのちはめぐる」とおっしゃいました。僕もそう感じています。先生と出会えたことを感謝して、これからの人生をしっかりと歩いていきます。
先生、たくさんの愛をありがとうございました。
先生からいただいた最後の便りは、口述筆記されたはがきで届いた。二〇一七年五月三十一日の消印だ。

小林凜さま
お手紙ありがとうございました。
私は今、自宅で療養しています。
昼間は車イスに乗って、庭の見える居間から、庭の木々や花などが一日ごとに勢いを増していく様子を楽しんでいます。

わが庭のみどりしたたる静かさよ

私の近句です。

高校生活を楽しんで下さい。

日野原重明

僕は五つの俳句と庭に咲いたバラの写真を手紙にしてすぐ送ったけれど返事は来なかった。

最後に。

文通が始まった年から、先生の誕生日ごとにお祝いの俳句をお送りした。これは百四歳のときの句だ。

優しさは無限大なりいわし雲

二〇一七年十月四日、祝うことがかなわなかった百六歳の誕生日を想(おも)い、俳句に詠んだ。

百六のヒーロー秋の空をゆく

先生は僕の人生にとって永遠のヒーローだ。
日野原先生は、新しい始まりを迎えるために旅立たれたのだ。

（こばやし・りん／俳人）

参考図書リスト

——僕が多くのことを教えられてきた本

（著者別・本書登場順）

マルティン・ブーバー『かくれた神』（三谷好憲ほか訳　みすず書房）

ハワード・ラスク『リハビリテーション医学の父～ハワード・ラスク自叙伝』（石沢英司訳　筒井書房）

ヴィクトール・フランクル『夜と霧』（霜山徳爾訳　みすず書房）、『それでも人生にイエスと言う』（山田邦男　松田美佳訳　春秋社）

神谷美恵子『愛生』第34巻第2号（国立療養所長島愛生園）

ラビンドラナート・タゴール『タゴール著作集』第2巻（森本達雄訳　第三文明社）

ドストエーフスキイ『カラマーゾフの兄弟』（米川正夫訳　岩波文庫）

アンリ・ベルグソン『道徳と宗教の二つの源泉』（森口美都男訳　中央公論新社）

ウィリアム・オスラー『平静の心』（日野原重明ほか訳　医学書院）

ジョン・バンヤン『天路歴程』（大久保康雄訳　風間書房）

鴨長明『方丈記』（簗瀬一雄訳注　角川ソフィア文庫）

エッカーマン『ゲーテとの対話』（山下肇訳　岩波文庫）

テニソン『対訳テニスン詩集』（西前美巳編　岩波文庫）

ロバート・ブラウニング『ブラウニング詩集』（大庭千尋訳　国文社）

バーナード・ウェーバー『勇気』（日野原重明訳　ユーリーグ）

シェイクスピア『マクベス』（福田恒存訳　新潮社）

プラトン『プラトン全集』9　ゴルギアス（加来彰俊訳　岩波書店）

カント『永遠平和のために』（宇都宮芳明訳　岩波文庫）

ヘルマン・ホイヴェルス『人生の秋に』（林幹雄編　春秋社）

日野原重明

ひのはら しげあき

1911年山口県生まれ。聖路加国際病院名誉院長、学校法人聖路加国際大学名誉理事長、一般財団法人ライフ・プランニング・センター理事長として、105歳まで生涯現役の活動を多方面において続ける。日本の臨床医学、医師教育、看護教育、健康教育の発展に尽力。年齢にかかわらず前向きに生きるための姿勢を提唱し、「新老人の会」を結成。次世代に平和といのちの大切さを伝える「いのちの授業」を国内外の小学校で行う。2005年文化勲章受章。2017年7月18日逝去。

協力／一般財団法人ライフ・プランニング・センター

取材・文／成合明子
ブックデザイン／城所潤+岡本三恵
（ジュン・キドコロ・デザイン）
DTP／株式会社昭和ブライト
校正・校閲／小学館クリエイティブ
編集／恩田裕子

―本書のプロフィール―

本書は、二〇一二年十月に小学館より単行本として刊行された『いのちの使いかた』を加筆改訂して文庫化したものです。

文中、＊に続く内容は二〇一七年六月までに日野原先生が「ライフ・プランニング・センター」会報等で発言されたものをもとに加筆しました。

小学館文庫

いのちの使いかた【新版】

著者　日野原重明

二〇一七年十二月十一日　初版第一刷発行
二〇二一年八月二十二日　第三刷発行

発行人　小澤洋美
発行所　株式会社　小学館
〒一〇一-八〇〇一
東京都千代田区一ツ橋二-三-一
電話　編集〇三-三二三〇-五一一二
販売〇三-五二八一-三五五五
印刷所——凸版印刷株式会社

ISBN978-4-09-406482-7